Shashikanth Hegde
Mohamed Nawfal
Rajesh K. S.

Melhoria do cume na terapia com implantes

Shashikanth Hegde
Mohamed Nawfal
Rajesh K. S.

Melhoria do cume na terapia com implantes

ScienciaScripts

Cover image: www.ingimage.com

This book is a translation from the original published under ISBN 978-620-7-48351-8.

Publisher:
Sciencia Scripts
is a trademark of
Dodo Books Indian Ocean Ltd. and OmniScriptum S.R.L publishing group

120 High Road, East Finchley, London, N2 9ED, United Kingdom
Str. Armeneasca 28/1, office 1, Chisinau MD-2012, Republic of Moldova, Europe
Printed at: see last page
ISBN: 978-620-8-29293-5

Índice

INTRODUÇÃO

Nos adultos, os dentes perdem-se por várias razões, como doença periodontal, traumatismo, lesões periapicais ou outros efeitos patológicos. Após a extração, não só o dente é perdido, como também o alvéolo alveolar passa por um enorme processo de remodelação, que tem sido associado a uma maior perda óssea. A reabsorção do alvéolo resulta numa perda de aproximadamente 3,87 mm de largura e de 1,67 a 2,03 mm de altura, principalmente nos primeiros 3 meses. Isto não só gera problemas estéticos, como também limita a viabilidade dos implantes dentários e das próteses parciais fixas. A absorção é afetada por múltiplos factores, como a profundidade do alvéolo de extração, a espessura da mucosa e a carga funcional. A prevenção destes factores, por si só, não ajuda suficientemente a parar a reabsorção do rebordo.[1]

A substituição de dentes em falta por implantes dentários no tratamento de maxilares total e parcialmente desdentados tornou-se um tratamento fiável. Uma quantidade adequada de osso para uma cobertura circunferencial completa das superfícies dos implantes é essencial para garantir o sucesso a longo prazo da restauração com implantes.[2]

A reabsorção do rebordo alveolar em pacientes parcial e totalmente desdentados pode interferir com o posicionamento e colocação seguros e corretos dos implantes. Quando ocorre reabsorção do rebordo, o aumento ósseo é essencial para garantir um volume ósseo adequado, para proporcionar aos pacientes dimensões inter-arcos corretas e para assegurar um resultado estético satisfatório. [3]

A técnica ideal deve ser simples, minimamente invasiva e com menor risco de complicações. O aumento do rebordo é muito sensível, dependendo do tipo de procedimento e da proficiência do operador. O aumento vertical e/ou horizontal do rebordo é uma técnica para reconstruir um defeito de uma parede que recebe o fornecimento de sangue principalmente do osso recetor e pouco do tecido mole acima.[4]

As técnicas para melhorar o volume ósseo de defeitos segmentares na maxila e mandíbula atrófica ou dismórfica (pós oncológica) têm sido amplamente descritas. A osteotomia de divisão, a osteogénese de distração, a regeneração óssea guiada com membranas reabsorvíveis e não reabsorvíveis ou Ti-mesh, e os enxertos em bloco onlay retirados de locais intra-orais ou extra-orais, são os métodos mais comummente aplicados.[2]

Foram propostos vários procedimentos de reconstrução para aumentar as dimensões do osso alveolar, tanto vertical como horizontalmente, de modo a obter um volume de crista suficiente para a colocação adequada de implantes e reabilitação protética.[3]

As indicações para o aumento do rebordo alveolar são defeitos alveolares adquiridos ou congénitos. As etiologias comuns da perda óssea alveolar adquirida são pós-extração, avulsão traumática de dentes, doença periodontal ou após ressecções tumorais. A natureza da deficiência pode representar um obstáculo ao posicionamento ideal do implante, comprometendo as necessidades estéticas e protéticas. [5]

Têm sido aplicados vários métodos reconstrutivos e regenerativos para aumentar o rebordo alveolar. As modalidades de tratamento actuais para a reconstrução do rebordo alveolar incluem o enxerto ósseo autógeno, a regeneração óssea guiada (ROG) e a utilização de materiais aloplásticos. Cada uma destas modalidades tem as suas vantagens e desvantagens. Quando se utiliza um enxerto ósseo autógeno, a morbilidade do local doador é inevitável e ocorre alguma reabsorção do enxerto ósseo. Esta técnica é útil para defeitos limitados do rebordo alveolar. Os materiais aloplásticos não são adequados para a colocação de implantes. No caso de uma mandíbula edêntula, pode ser efectuada uma osteotomia. No entanto, esta técnica resulta em más condições do rebordo alveolar para a implantação. [5]

No final da década de 1980, as malhas de titânio foram utilizadas pela primeira vez para a restauração óssea de rebordos alveolares maxilares edêntulos deficientes, com o objetivo de obter um melhor suporte de próteses completas. No final da década de 1990, a utilização de malhas de titânio foi introduzida para auxiliar no procedimento de enxerto ósseo, com o objetivo de manter um volume suficiente de reorganização do enxerto ósseo e a geração de novo osso. Esta técnica envolve o posicionamento da malha de titânio antes ou durante a colocação do implante, particularmente na cirurgia oral e maxilofacial. Serve como um andaime para conter e estabilizar os materiais de enxerto ósseo, facilitando a regeneração do tecido ósseo em áreas específicas.[6]

Mais recentemente, alguns autores propuseram a execução de malhas personalizadas, utilizando a tecnologia CAD-CAM, de modo a que o dispositivo seja planeado e produzido antes da cirurgia, com cantos e margens arredondados, encaixe preciso e adaptação in situ, tendo, consequentemente, estabilidade intrínseca.[6]

Apesar das vantagens das malhas personalizadas, muitos autores ainda relataram altas taxas de complicações, ou seja, exposições precoces ou tardias, e falta de volume ósseo devido à formação de pseudo-periósteo. A fim de melhorar os resultados clínicos das malhas de titânio, alguns autores avaliaram a utilização de barreiras de membrana sobre as micromalhas de titânio num pequeno grupo de pacientes. Em todos os doentes, a cicatrização pós-operatória decorreu sem problemas, sem deiscências. Na reentrada, em todos os casos, o espaço sob a malha de titânio foi completamente preenchido por osso recém-formado e não foram observados defeitos ósseos residuais.[6]

ANATOMIA

MANIPULÁVEL

A mandíbula é o maior osso do crânio humano, formando a linha do maxilar inferior e moldando o contorno do terço inferior da face.[7] A articulação com a base do crânio nas articulações temporomandibulares bilaterais permite uma série de movimentos facilitados pelos músculos associados, incluindo a oclusão dentária com a maxila. A mandíbula é também o ponto de inserção de uma série de músculos envolvidos na expressão facial.[8]

A mandíbula é constituída por um corpo em forma de U que se projecta anteroposteriormente. Nas extremidades posteriores do corpo encontram-se os ângulos goníacos bilaterais, a partir dos quais os ramos se estendem verticalmente em direção à articulação com a base do crânio.[9]

O corpo da mandíbula é a porção horizontal em forma de U da mandíbula. A sínfise mandibular encontra-se anteriormente na linha média, onde os dois ossos fetais constituintes se fundem após o nascimento. [10]No adulto, é palpável como uma pequena crista vertical, que se divide inferiormente para envolver uma depressão na linha média denominada protuberância mental, cujos bordos são os tubérculos mentais. A partir dos tubérculos mentais, a linha oblíqua externa corre posteriormente para a borda anterior do ramo.

A superfície superior do corpo mandibular é constituída por osso alveolar, é revestida por alvéolos dentários e coberta por mucoperiósteo, que forma as gengivas.

O forame mental bilateral é um ponto de referência importante na superfície mandibular externa, pois permite o acesso ao nervo mental para um bloqueio anestésico local. Este ponto de referência situa-se a meio caminho entre os bordos superior e inferior do corpo mandibular, mais frequentemente na linha imaginária que passaria entre o primeiro e o segundo pré-molares, embora isto varie com a idade.[11]

A superfície interna do corpo é atravessada obliquamente pela linha milo-hióidea, que começa logo abaixo da borda posterior do terceiro molar e corre ântero-inferiormente até desaparecer na linha média.[12] Abaixo da parte média da linha milo-hioide encontra-se a fossa submandibular lisa, que contém parte da glândula submandibular. Mais anteriormente, perto da linha média, a fossa sublingual situa-se acima da linha milo-hióidea e contém a glândula sublingual.

Na linha média da superfície interna do corpo mandibular encontram-se quatro espinhas mentais, que servem de fixação para os músculos intrínsecos da língua.[13]

O ramo contribui para a porção lateral da mandíbula em ambos os lados. A borda anterior do ramo termina superiormente como processo coronoide e a borda posterior como côndilo ou cabeça da mandíbula. A incisura mandibular côncava e lisa separa os dois. O côndilo da mandíbula contribui para a articulação temporomandibular, com um disco fibrocartilaginoso bicôncavo a interpor-se entre o côndilo e a fossa mandibular do osso temporal.[14]

A superfície lateral do ramo contém uma porção da linha oblíqua, que começa na superfície externa do corpo inferiormente. Esta superfície também fornece a origem para o músculo masseter.

A superfície interna do ramo é perfurada pelo forame mandibular, situado a meio caminho entre as bordas anterior e posterior do ramo, ao nível das superfícies oclusais dos dentes inferiores, e através do qual o nervo alveolar inferior e os vasos entram no canal mandibular, terminando finalmente no forame mental.[15] A língula é uma pequena aba de osso que cobre a parte anterior do forame mandibular, à qual o ligamento esfenomandibular se liga. [16]O sulco milo-hióideo é uma continuação inferior da língula, através da qual o nervo e os vasos milo-hióideos viajam após perfurar o ligamento esfenomandibular.

O processo coronoide está localizado no aspeto superior do ramo. A sua borda anterior é contínua com a do ramo, e a sua borda posterior cria o limite anterior da incisura mandibular. O músculo temporal e o masseter inserem-se na sua superfície lateral.

O processo condiloide também está localizado no aspeto superior do ramo e é dividido em duas partes, o colo e o côndilo. O colo é a porção mais fina do processo condiloide que se projecta a partir do ramo. O côndilo é a porção mais superior e contribui para a junção temporomandibular, articulando-se com o disco articular.[14]

O fornecimento de sangue à mandíbula é efectuado através de pequenos vasos periosteais e endosteais. Os vasos periosteais provêm principalmente da artéria alveolar inferior e irrigam o ramo da mandíbula. Os vasos endósteos provêm dos ramos peri-mandibulares da artéria maxilar, da artéria facial, da artéria carótida externa e da artéria temporal superficial; estes irrigam o corpo da mandíbula. Os ramos dentários da artéria alveolar inferior irrigam os dentes mandibulares.

A drenagem linfática da mandíbula e dos dentes mandibulares é feita principalmente através dos gânglios linfáticos submandibulares. No entanto, a região da sínfise mandibular drena para o gânglio linfático submental, que subsequentemente drena para os gânglios submandibulares. [17]

O principal nervo associado à mandíbula é o nervo alveolar inferior, um ramo da divisão mandibular do nervo trigémeo. O nervo alveolar inferior entra no forame mandibular e segue anteriormente no canal mandibular, enviando ramos para os dentes inferiores e proporcionando sensação. No forame mental, o nervo alveolar inferior ramifica-se no nervo incisivo e no nervo mental. O nervo mental sai do forame mental e segue superiormente para fornecer sensibilidade ao lábio inferior. O nervo incisivo corre no canal incisivo, fornecendo inervação ao pré-molar mandibular, ao canino e aos incisivos laterais e centrais. [18]

MAXILLA

A maxila é o osso mais importante da face média. Tem uma localização central e fornece suporte estrutural ao viscerocrânio. Tem um significado funcional e estético, uma vez que desempenha um papel fundamental na arquitetura facial, separa as cavidades nasal e oral, forma o maxilar superior e contém o seio maxilar.[19]

A fusão dos ossos maxilares direito e esquerdo forma a maxila na linha média. Cada osso maxilar tem a forma de uma pirâmide, sendo a sua base adjacente à cavidade nasal, o seu ápice o processo zigomático e o seu corpo o seio maxilar.[20] A maxila articula-se com as estruturas faciais circundantes através de quatro processos: alveolar, frontal, zigomático e palatino. Articula-se superiormente com o osso frontal, lateralmente com o osso zigomático, posteriormente com o osso palatino e inferiormente com os dentes superiores através do processo alveolar. Anteriormente, forma as bordas inferior e lateral da abertura piriforme e articula-se com os ossos nasais medialmente na borda anterior do processo frontal.

Processo Alveolar

O processo alveolar serve como uma âncora para os dentes da dentadura superior. Tem uma configuração em ferradura, com a parte curva virada para a frente. Localizado no plano mais inferior, abaixo do palato duro, estende-se posteriormente sob os seios maxilares para terminar na tuberosidade maxilar. As artérias alveolares, os nervos alveolares e o ligamento periodontal penetram através de canais no interior do processo alveolar para, respetivamente, irrigar, inervar e fixar os dentes superiores.[21]

Processo Palatino

As maxilas esquerda e direita fundem-se na linha média através das apófises palatinas, onde formam a sutura maxilar mediana. Superiormente, a união dos processos palatinos forma o assoalho nasal anterior e a borda inferior da abertura piriforme em seu aspeto mais anterior. Inferiormente, forma-se a porção anterior do palato duro, onde está presente o canal incisivo.[22] Esse canal ósseo comunica as cavidades nasal e oral e serve de conduto para o nervo nasopalatino e a artéria esfenopalatina. Inicia-se superiormente nos forames nasais superiores (de Stensen) que se encontram de ambos os lados do septo nasal e corre inferiormente para terminar na fossa incisiva da cavidade oral, situada por baixo da papila incisiva e atrás dos incisivos mediais. [23]

Processo Zigomático

O processo zigomático é a porção mais lateral da maxila. Forma a borda superolateral do seio maxilar e é superior ao primeiro molar superior, contíguo com o processo alveolar inferiormente e com o processo frontal superomedialmente. Juntamente com o processo alveolar, o processo zigomático desempenha um papel crucial na estruturação do terço médio da face.[22] Articula-se lateralmente com o osso zigomático e tem uma função essencial, pois é responsável pela projeção da eminência malar e pela largura da face.[20] Na superfície anterior, lateral ao processo zigomático e à abertura piriforme medial, forma-se uma depressão conhecida como fossa canina, que constitui a superfície anterior da maxila. Ainda na face anterior, inferior ao processo zigomático e superior aos processos alveolares, forma-se outra depressão conhecida como crista zigomático-alveolar, estrutura essencial na classificação das fracturas maxilares.[25]

Processo Frontal

O processo frontal situa-se superior e medialmente em relação a cada osso maxilar. Cada processo frontal articula-se com o osso frontal superiormente e com os ossos nasais medialmente. Forma a parede anterior do sulco nasolacrimal e contribui para a formação da porção inferior e central da fronte, bem como para a ponte nasal, através da sua união com o osso frontal e o osso nasal.[26,27]

Seio maxilar

Cada corpo maxilar é oco e contém uma cavidade cheia de ar no centro, o seio maxilar. O seio maxilar é o maior dos seios paranasais, com um volume aproximado de 15 ml no adulto. Semelhante a cada osso maxilar, tem uma forma piramidal, sendo a base a parede medial do seio que está virada para a parede nasal lateral e o seu ápice situado lateralmente em direção ao arco zigomático. Estende-se desde os pré-molares, anteriormente, até aproximadamente o terceiro molar, posteriormente. Como variante anatómica, ocasionalmente traumatiza o processo zigomático superolateralmente e a tuberosidade maxilar inferolateralmente.[22] O teto do seio faz parte do assoalho da órbita e contém o canal infraorbitário que carrega o feixe neurovascular infraorbitário que sai através do forame infraorbitário, aproximadamente 1 cm abaixo da borda infra-orbitária.([28])O assoalho situa-se superiormente ao processo alveolar e está próximo aos ápices dos molares, sendo seu ponto mais baixo na área do primeiro molar. O assoalho do seio pode estar no mesmo nível do assoalho nasal até cerca de 1 cm abaixo dele, variando com a idade. A parede medial faz parte da parede nasolateral e contém duas estruturas vitais, o óstio do seio maxilar e o ducto nasolacrimal. O óstio do seio maxilar está localizado na porção ântero-superior da parede medial e drena para o infundíbulo etmoidal, que se abre no meato médio da cavidade nasal. O ducto nasolacrimal origina-se na parede medial da órbita e desloca-se para baixo, percorrendo medialmente o seio maxilar, anterior ao óstio do seio, para finalmente drenar para o meato inferior.[26,27]

A inervação do maxilar é efectuada através do nervo maxilar (V2). O V2 constitui o segundo ramo do nervo trigémeo, o quinto e maior nervo craniano[29] Tem a sua origem no gânglio trigémeo e serve, principalmente, como nervo sensorial. Sai pelo forame redondo para entrar na fossa pterigopalatina, onde dá origem a vários ramos.[30] A inervação sensorial das estruturas maxilares é fornecida por várias estruturas, incluindo o gânglio esfenopalatino, os nervos infraorbitário (ION), alveolar superior posterior (PSA), alveolar superior médio (MSA), alveolar superior anterior (ASA), palatino (PN) e nasopalatino (NPN).[31]

O NIO é uma extensão direta do nervo maxilar. Percorre anteriormente o canal infraorbitário, onde surgem o RAS médio e o RAS anterior, e emite ramos que inervam as paredes superior e medial do seio maxilar.[26] Por fim, sai pelo forame infraorbitário, emitindo ramos que inervam sensorialmente a pálpebra inferior, o nariz, a bochecha e o lábio superior.[32]

Existem três nervos alveolares superiores: PSA, MSA E ASA. O PSA emerge na fossa pterigopalatina antes de V2 entrar no canal infra-orbital. Desce sobre a tuberosidade maxilar e penetra no canal alveolar inferior na superfície maxilar infratemporal, fornecendo inervação aos molares e à parede posterior do seio maxilar, bem como emitindo ramos que se juntam ao MSA e ao ASA para formar o plexo alveolar.[27,33,34]O MSA ramifica-se do ION durante o seu trajeto através do canal infra-orbital e percorre a parede póstero-lateral do seio maxilar para inervar os pré-molares e contribuir para a inervação da parede posterior do seio maxilar.[26,27] O ASA surge do terço anterior do NIO e segue inferiormente na parede anterior do maxilar para inervar a parede nasal lateral, os incisivos superiores e a parede anterior do seio maxilar.[26,27]

O NP é um ramo do gânglio esfenopalatino e divide-se nos nervos palatino maior (NGP) e palatino menor (NPM). O NGP é o ramo anterior do nervo palatino. Sai através do forame palatino maior oposto ao terceiro molar e corre no palato duro inferior para inervar o palato duro e a gengiva palatina. Além disso, o NGP fornece inervação para a parede inferior e o óstio do seio maxilar.[26]

O último ramo envolvido na inervação das estruturas maxilares é o nervo nasopalatino (NPN). O NPN é um ramo do gânglio esfenopalatino. Começa seu curso entrando na cavidade nasal através do forame esfenopalatino, corre ao longo do teto da cavidade nasal fornecendo inervação ao teto nasal e ao septo. Posteriormente, desce ao longo do septo nasal para entrar no canal de Stensen e percorrer o canal incisivo para emergir no palato duro através do forame incisivo. Fornece inervação ao palato e à gengiva palatina adjacente aos dentes caninos.[32]

Os músculos do terço médio da face incluem o nasal, o levantador dos lábios superiores alados (LLSAN), o levantador dos lábios superiores (LLS), o zigomático menor, o zigomático maior, o levantador dos ângulos da boca (LAO), o bucinador e o orbicular da boca. Apenas os nervos nasal, LLSAN, LLS e LAO têm a sua origem na maxila. O nervo facial inerva todos os músculos do terço médio da face.[24]

O músculo nasal tem sua origem na maxila e na parede lateral do nariz e envia fibras sobre o dorso nasal para encontrar o músculo contralateral. A sua contração abre as narinas durante a inspiração profunda. O LLSAN tem a sua origem no processo frontal superior da maxila e estende-se inferiormente até ao músculo orbicular. Sua função é everter o lábio, dilatar a asa nasal e aprofundar o sulco nasolabial.O LLS tem origem na margem orbital inferior, próximo ao forame infraorbital, e se insere no orbicularis oris. A sua contração everte o lábio superior e aprofunda o sulco nasolabial. O LAO origina-se na fossa canina e insere-se no deslizamento muscular da comissura lateral, também conhecido como modíolo. Funciona movimentando a comissura oral, contribui para o sorriso e para o movimento do sulco nasolabial.[35]

ALTERAÇÕES DIMENSIONAIS PÓS-EXTRACÇÃO NA MORFOLOGIA DO REBORDO

Alterações ósseas após extração dentária

As alterações dimensionais e estruturais após a extração dentária foram estudadas detalhadamente em sítios de pré-molares mandibulares de cães beagle. 36,[37] Essas alterações catabólicas são iniciadas pela reabsorção do osso feixe que reveste o alvéolo de extração. O osso do feixe, que consiste em osso lamelar, tem uma espessura de 0,2-0,4 mm e é uma estrutura dependente do dente.[38] As alterações catabólicas têm sido correlacionadas com a interrupção do fornecimento de sangue a partir do ligamento periodontal, o que subsequentemente leva a uma atividade osteoclástica significativa. 6[3,37] Como o osso feixe é uma estrutura dependente do dente, é gradualmente reabsorvido após a extração do dente, levando a uma perda óssea vertical de cerca de 2,2 mm em locais de pré-molares mandibulares nos aspectos faciais.[36] Em contraste, foi observada uma reabsorção óssea mínima no aspeto lingual. Este fenómeno tem sido atribuído à espessura limitada da parede óssea facial em comparação com os aspectos lingual/palatal do alvéolo.[3] 6O enxerto de alvéolo demonstrou modificar estes eventos de modelação e contrariar parcialmente a contração do rebordo marginal que ocorre após a remoção do dente.[39] A inserção imediata do implante num local de extração recente não conseguiu impedir a remodelação que ocorreu nas paredes do alvéolo. A altura resultante das paredes vestibular e lingual aos 3 meses era semelhante nos locais com implantes e nos locais edêntulos. A perda óssea vertical foi mais pronunciada na face vestibular do que na face lingual do rebordo e ascendeu a 2,6 mm apicalmente do nível jacteado com areia e gravado com ácido.[40] Foi observada a manutenção total da dimensão da parede óssea facial para uma espessura de parede óssea de 2 mm após a colocação imediata do implante num estudo experimental com cães.[41] No entanto, as alterações dimensionais pós-extração parecem estar relacionadas com vários factores adicionais, incluindo o trauma cirúrgico devido à elevação do retalho, a falta de estímulo funcional nas paredes ósseas remanescentes e a falta de ligamento periodontal e de informação genética. [42]

Em humanos, foi relatado que as alterações dimensionais causam uma redução da largura do rebordo de até 50% durante o primeiro ano após a perda dentária em sítios de pré-molares e molares, onde dois terços das alterações totais ocorrem nos primeiros 3 meses após a extração.[43] Uma revisão sistemática mostrou uma perda de 2,6-4,5 mm em largura e 0,4- 3,9 mm em altura de alvéolos cicatrizados.[44] Os fenómenos de cicatrização dos alvéolos de extração também foram examinados em biópsias humanas obtidas em vários momentos após a extração.[45] Foi demonstrado que a densidade das estruturas vasculares e dos macrófagos diminuiu lentamente entre 2 e 4 semanas, o nível de atividade osteoclástica diminuiu lentamente ao longo de um período de 4 semanas, enquanto a presença de osteoblastos atingiu o seu pico às 6-8 semanas e permaneceu praticamente estável a partir daí. A extensão da perda óssea após a extração parece depender de factores como a espessura da parede óssea facial, a angulação do dente e outras diferenças anatómicas nos vários locais do dente.[46] A largura da parede do alvéolo facial é analisada intraoperatoriamente 1 mm abaixo da crista alveolar[47] , ou medida por tomografia computorizada de feixe cónico a diferentes níveis.[48] Foi demonstrado que a espessura da parede óssea facial no maxilar anterior é inferior a 1 mm em 90% dos casos e inferior a 0,5 mm em quase 50% dos casos.[47,48] Assim, estas paredes ósseas faciais finas, constituídas principalmente por osso feixe, parecem ser propensas a reabsorção após a extração dentária. Num estudo clínico de tomografia computorizada de feixe cónico de 39 pacientes, foi observado um padrão de reabsorção óssea progressiva em locais com uma espessura da parede óssea facial de 1 mm ou menos, levando a uma perda óssea vertical média de 7,5 mm ou 62% da altura óssea facial anterior após 8 semanas de cicatrização.[49] Em contraste, os doentes com um fenótipo de parede espessa, mostrando uma espessura da parede óssea facial superior a 1 mm, apresentaram apenas uma perda óssea vertical média de 1,1 mm ou 9%. O padrão de alteração dimensional em locais de extração única com dentição vizinha saudável ocorreu principalmente na área central da parede do alvéolo, enquanto as áreas proximais permaneceram praticamente inalteradas após a extração dentária sem retalho às 8 semanas de cicatrização.

Recomendações clínicas sobre a alteração dimensional do osso

A avaliação da espessura da parede óssea facial fornece ao clínico uma ferramenta de prognóstico para estimar o grau de perda óssea futura antes da extração dentária. É importante notar que as alterações ósseas dimensionais observadas nos pacientes são 2-3,5 vezes mais graves do que as observadas em estudos experimentais.[36,40,49] A modelagem óssea pós-extração em locais de extração de um único dente parece estar localizada no aspeto central e médio-facial da parede do alvéolo, 8 semanas após a extração, enquanto as áreas proximais são bem suportadas pelo ligamento periodontal (PDL) dos dentes vizinhos e não apresentam perda óssea.[50] Este padrão de reabsorção óssea resulta numa morfologia de defeito de duas paredes em fenótipos de parede óssea fina, em que a parede óssea facial foi parcialmente reabsorvida, e numa morfologia de três paredes em locais com um fenótipo de parede óssea facial espessa intacta.[49] O elevado potencial regenerativo dos defeitos ósseos peri-implantares de duas e três paredes tem sido atribuído ao rácio entre a área de medula óssea exposta e o volume do defeito a ser regenerado. [51]Como discutido anteriormente, os estudos demonstraram que a atividade osteoclástica inicial diminuiu às 8 semanas, enquanto a atividade osteoblástica permanece elevada, proporcionando condições favoráveis para procedimentos regenerativos. [52,53] Por conseguinte, nos fenótipos de parede óssea fina, deve aguardar-se a fase inicial e fisiológica de modelação óssea pós-extração, de modo a facilitar os procedimentos de regeneração óssea. Este protocolo tem sido adotado para a colocação precoce de implantes, em que é utilizado um período de cicatrização de 4 a 16 semanas antes da inserção do implante, e tem sido recomendado como tratamento de escolha em locais que apresentam um padrão de reabsorção óssea progressiva, como os fenótipos de parede óssea fina.[54,55] Um protocolo de colocação imediata de implantes pode ser recomendado em fenótipos de parede óssea espessa e biótipos gengivais espessos, onde se espera que a modelação óssea pós-extração seja mínima.[55] No entanto, se essas condições ideais não estiverem presentes, são recomendados outros protocolos de calendarização de implantes para proporcionar resultados de tratamento estéticos previsíveis.[55, 56]

Alterações dos tecidos moles após extração dentária

Dimensões dos tecidos moles antes da extração de dentes

Embora a textura, a cor e o aspeto dos tecidos moles desempenhem um papel fundamental na obtenção de uma estética agradável, a influência da cicatrização dos tecidos moles nos locais pós-extração tem recebido pouca atenção na investigação clínica.[57,58] Os tecidos moles mais espessos têm não só um maior volume de matriz extracelular e colagénio, mas também uma maior vascularização, o que melhora a eliminação de produtos tóxicos e favorece a resposta imunitária.[59,60] Por conseguinte, foi demonstrado que os tecidos moles mais espessos respondem mais favoravelmente à cicatrização de feridas, à gestão de retalhos e ao trauma de restauração, não só na cirurgia periodontal, mas também na cirurgia de implantes.[61,62] Antes da extração, a espessura dos tecidos moles faciais na maxila anterior é, por natureza, fina na maioria dos pacientes, variando entre 0,5 e 1 mm, não tendo sido encontrada uma correlação significativa entre a espessura dos tecidos moles e a espessura da parede óssea facial subjacente.[63,64,65,66] Foram desenvolvidas várias técnicas cirúrgicas para aumentar eficazmente o volume dos tecidos moles e são utilizadas por rotina pelos médicos [67,68]

Dimensão dos tecidos moles após a extração

Tal como na reparação de fracturas, a cicatrização de feridas em alvéolos de extração é um processo complexo que requer uma expressão espacial e temporalmente regulada, bem como uma interação coordenada entre muitos tipos diferentes de tecidos e células.[69,70,71] A compreensão atual da cicatrização dos tecidos moles e das estratégias regenerativas baseia-se principalmente nas feridas cutâneas.[60] Em contraste com as feridas cutâneas, as feridas da mucosa cicatrizam apenas com uma formação mínima de cicatriz e exibem um padrão de cicatrização acelerado.[72,73,74] A cicatrização favorável da mucosa oral é caracterizada por uma resolução mais rápida da inflamação e pelo controlo da ação dos miofibroblastos, em comparação com as feridas cutâneas.[75]

Os componentes da matriz extracelular revelaram semelhanças entre os tecidos orais e fetais, que eventualmente desempenham um papel nos eventos favoráveis de cicatrização entre esses dois tecidos.[76] Isso pode indicar que alguns componentes da matriz extracelular estão envolvidos no modo de reparo. No entanto, o conhecimento das alterações dimensionais dos tecidos moles faciais sobrejacentes é escasso e a sua contribuição para a modelação óssea pós-extração é mal compreendida.[30] As alterações dimensionais dos tecidos moles pós-extração foram examinadas em locais de extração de um único dente.[65] No geral, mais de 50% destas alterações ocorrem muito rapidamente, no espaço de 2 semanas após a cicatrização. A espessura do tecido mole aumenta significativamente, dependendo das dimensões do osso subjacente.[65] Nos fenótipos de parede espessa, o alvéolo proporciona um defeito ósseo autónomo, que favorece o crescimento de células progenitoras das paredes do alvéolo ósseo e do espaço da medula óssea circundante. Nestes fenótipos de parede óssea espessa, as dimensões do tecido mole no aspeto facial permanecem inalteradas durante a cicatrização.[65]

Isto contrasta com os fenótipos de parede óssea fina, nos quais as dimensões do tecido mole revelaram um aumento espontâneo de sete vezes após a cicatrização, o que foi denominado espessamento espontâneo do tecido mole. Pode colocar-se a hipótese de que a parede óssea facial fina, de rápida reabsorção, favorece o crescimento do tecido mole facial devido à sua elevada taxa de proliferação. Subsequentemente, estas células de tecido mole ocupam a maior parte do espaço disponível na área da crista de um defeito de alvéolo de extração. Forma-se um tecido de granulação altamente vascularizado e os fibroblastos migram para a ferida.[48] Alguns destes fibroblastos diferenciam-se em miofibroblastos, que estabilizam as margens da ferida e podem estar envolvidos no fenómeno de espessamento.[77] Uma tendência para o espessamento dos tecidos moles após a extração dentária também foi demonstrada noutros estudos.[78,79,80,81] A nível molecular, o espessamento dos tecidos moles às 8 semanas é paralelo a um pico na densidade das células endoteliais, na proteína morfogenética óssea-7 e na expressão da osteocalcina.[45] Por conseguinte, os mecanismos moleculares e celulares que controlam a formação de novo osso podem também influenciar o espessamento dos tecidos moles.[69,82]

Recomendações clínicas sobre as alterações dimensionais dos tecidos moles

O tecido mole facial engrossa espontaneamente em locais onde ocorre reabsorção óssea progressiva das paredes do alvéolo anterior.[65] Este espessamento espontâneo dos tecidos moles em fenótipos de paredes ósseas finas após um período de cicatrização de 8 semanas oferece várias vantagens durante a cirurgia de implantes. Em primeiro lugar, a cobertura espontânea dos tecidos moles após a cicatrização proporciona uma maior quantidade de mucosa queratinizada, o que facilita o fecho do retalho primário e favorece a regeneração óssea.[52,61,83,84] Em segundo lugar, o volume de tecido mole espontaneamente espessado pode reduzir a necessidade de enxertos adicionais de tecido mole, limitando a morbilidade e os custos do tratamento. No entanto, estes tecidos espontaneamente espessados podem mascarar a verdadeira extensão de um defeito ósseo subjacente durante o exame clínico e podem, subsequentemente, induzir em erro os clínicos na seleção do protocolo de tratamento adequado. [55]

CLASSIFICAÇÃO DOS DEFEITOS DA CRISTA

CLASSIFICAÇÃO:

Foram propostas várias classificações para os defeitos da crista.[85]

1. **Seibert 1983**[86]

- **CLASSE I:** Perda de tecido bucolingual com altura normal do rebordo apicocoronal.
- **CLASSE II:** Perda apicocoronal com largura bucolingual normal.
- **CLASSE III:** defeitos de tipo combinado [perda de altura e largura] (Figura 1).

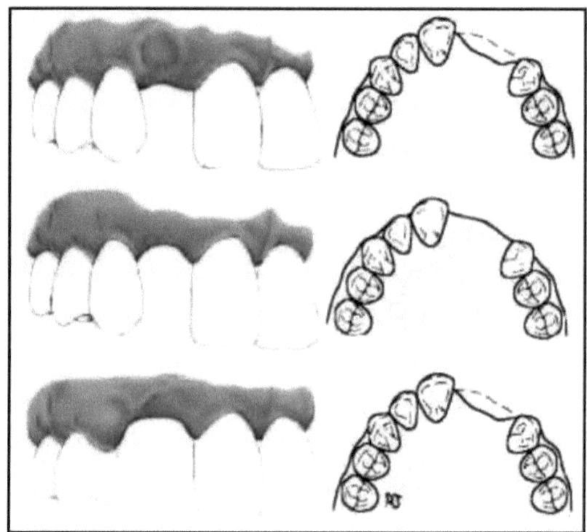

Figura 1: Classificação de Seibert das deformidades da crista residual.

2. **Allen 1985**[87]

- **TIPO**: Perda apicocoronal de tecido
- **TYPEB**: Perda de tecido bucolingual
- **TYPEC**: Combinação.

Ligeiro: < 3 mm; **Médio:** 3-6 mm; **Grave**: > 6 mm.

3. **Lekholm e Zarb 1985**[88]

- Typ^e **I :** Todo o osso é composto por osso cortical muito espesso
- **Tipo II:** Uma camada espessa de osso cortical rodeia um núcleo de osso trabecular denso
- **Tipo III:** Uma fina camada de osso cortical envolve um núcleo de osso trabecular de boa qualidade

  força.
- **Tipo IV:** Camada muito fina de osso cortical com osso trabecular de baixa densidade e fraca resistência (Figura 2).

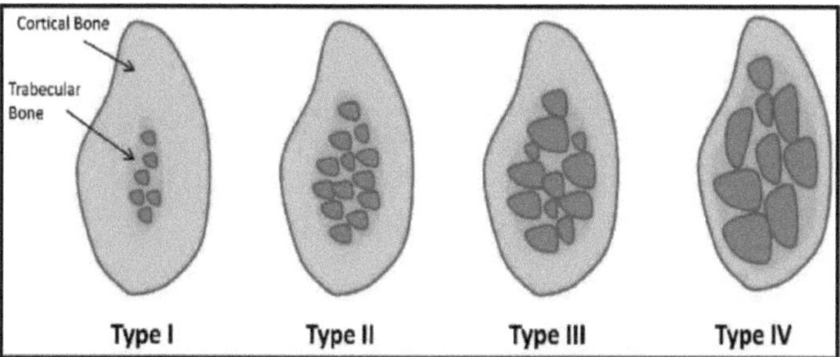

Figura 2: De acordo com o padrão ósseo de lekholm e zarb1985.

4. **Misch eJudy1990**[89]

- **A-Abundância** de ossos
- **B** - Altura óssea **adequada**, mas largura óssea reduzida.
- **B-w:** requerem enxerto ósseo.
- **C-w:** redução avançada da largura do osso
- **C-h:** perda de altura óssea avançada
- **D:** atrofia grave (Figura 3)

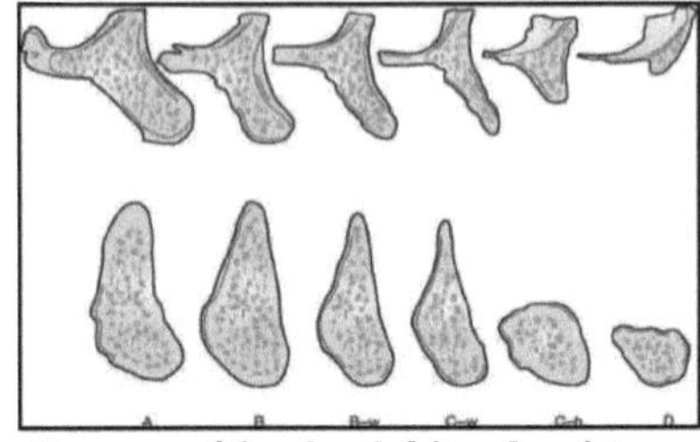

Figura 3: ilustração esquemática dos defeitos da crista por Misch e Judy1990.

5. Wang e Al-Shammari,2000 Classificação HVC (modificação da classificação de Siebert) (Figura 4) [90]

QUADRO1: Classificação de Wang e AlShammari, HVC

Class	Defect size	Treatment modality
Horizontal	Small (≤ 3 mm) Medium (4-6mm) Large (≥7mm)	Ridge expansion procedures, Inlay/onlay monocortical grafts, GBR Inlay/onlay monocortical grafts, GBR Inlay/onlay monocortical grafts, GBR
Vertical	Small (≤ 3 mm) Medium (4-6mm) Large (≥7mm)	Orthodontic extrusion, GBR Orthodontic extrusion, GBR Onlay osseous grafts, Distraction osteogenesis GBR, Onlay osseous grafts, Distraction Osteogenesis
Combination	Small (≤ 3 mm) Medium (4-6mm) Large (≥7mm)	Inlay/onlay monocortical grafts, GBR Combination of GBR, Monocortical inlay/onlay grafts, Distraction osteogenesis Difficult to correct, Large extra oral block grafts (tibia, rib, calvaria), Multiple procedures needed

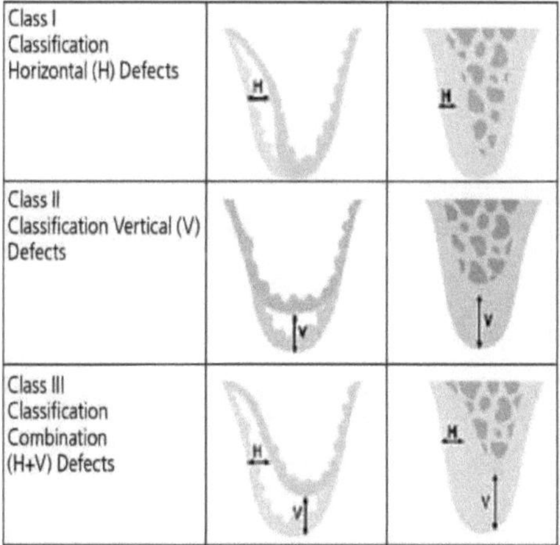

Figura 4: Representação diagramática da classificação da HVC e das opções de tratamento.

6. Classificação de Tinti e Parma-Benfenati dos defeitos ósseos.[91]

Concentraram-se no "envelope de osso", ou seja, na probabilidade de o restante invólucro ósseo proteger o coágulo de sangue organizado.

Feridas de extração

CLASSE I: O envelope do osso está intacto

CLASSE II: O envelope do osso não está intacto

Fenestrações

CLASSE I: A superfície do implante penetra na parede do osso numa quantidade insignificante e está localizada dentro do envelope do osso.

CLASSE II: Existe uma convexidade e uma parte significativa do implante está exposta fora do envelope ósseo.

Deiscência

CLASSE I: A superfície do implante encontra-se dentro do envelope do osso

CLASSE II: A superfície do implante situa-se fora do envelope ósseo

Deficiências na cumeeira horizontal

CLASSE I: A superfície exposta do implante encontra-se dentro do envelope do osso

CLASSE II: A superfície exposta do implante encontra-se dentro do envelope do osso

Deficiências na cumeeira vertical

CLASSE I: A insuficiência vertical é inferior a 3 mm

CLASSE II: A insuficiência vertical é superior a 3 mm

5. Novo sistema de classificação das deformações da crista[92]

No novo sistema de classificação proposto, as cristas foram categorizadas em sete classes diferentes.

- **Classe I:** O implante está completamente rodeado por osso. Não existe deiscência ou fenestração.
    - Classe I-A: ≥2 mm de chapa facial de espessura
    - Classe I-B: <2 mm de espessura da placa facial
- **Classe II:** É detectada deiscência, mas não estão presentes fenestrações.
    - Classe II-A: apenas está presente deiscência bucal ou palatina
    - Classe II-B: estão presentes deiscências bucais e palatinas

o **Classe III:** São detectadas fenestrações, mas não há deiscência.

- Classe III-A: apenas a fenestração bucal ou palatina está presente.
- Classe III-B: estão presentes fenestrações bucais e palatinas.

o **Classe IV:** Estão presentes deiscências e fenestrações.

8. A Classificação de Colónia dos Defeitos do Rebordo Alveolar (CCARD)

Descreve o efeito do rebordo alveolar com possíveis opções terapêuticas[93]

Tabela 2: Classificação de Colónia dos defeitos do rebordo alveolar (CCARD)

Part1	**Orientation of the defect**	H:horizontal V: vertical C: combined S(or + S):sinus area
Part2	**Reconstruction needs associated with the defect**	1. low: < 4 mm 2. medium:4-8mm 3. high:> 8mm
Part3	**Relation of augmentation and defect region**	i: Internal, inside the contour e: External, outside the ridge contour

Este sistema descreve cada defeito através de um único código de defeito constituído por letras e números:

- Código do defeitoH.1.i:Pequeno defeito até 4mm, dentro do contorno da crista
- Código do defeitoS.1: Pequeno defeito na zona do seio maxilar inferior a 4 mm (interno/externo não necessário)
- Código do defeitoC.2.e.S.1: Defeito combinado do rebordo alveolar de 4-8 mm, fora do envelope, com defeito do seio <4 mm (Figura 5).

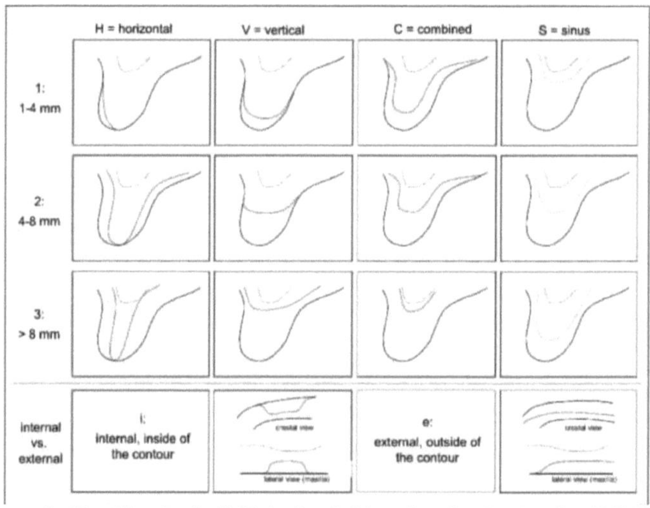

Figura 5: Classificação de Colónia dos defeitos do rebordo alveolar (CCARD)

INDICAÇÕES E CONTRA-INDICAÇÕES PARA O AUMENTO DO REBORDO

INDICAÇÕES PARA O AUMENTO DO REBORDO:[99]

- Bases de extração frescas em pós-operatório único.
- Cristas edêntulas que necessitam de regeneração vertical.
- Maxila edêntula com deiscências bucais ou fenestrações nos locais de colocação de implantes.
- Mandíbulas extremamente reabsorvidas, ou seja, altura da sínfise de 6 mm a 12 mm, medida em radiografias laterais padronizadas de pacientes desdentados há pelo menos 2 anos e com problemas funcionais graves com as suas próteses inferiores.

CONTRA-INDICAÇÕES PARA O AUMENTO DO REBORDO:[94-98]

- Fumadores inveterados (mais de 2 maços por dia)
- Doenças ósseas metabólicas.
- Medicação que interfere com o metabolismo ósseo (bifosfonatos, corticosteróides)
- Sinusite.
- Sulcos severos no fio da navalha.
- Doenças das mucosas, como o líquen plano, nas zonas a tratar.
- Infeção aguda e supuração no alvéolo de extração recente e perda de inserção superior a 5 mm nos aspectos bucais.

Tabela 3: Biomateriais utilizados para o aumento do rebordo

BONEGRA FTS	MEMBRANES		OTHER BIOLOGICAL AGENTS
	NON-RESORBABLE	RESORBABLE	
❖ Autografts ❖ Allografts ❖ Xenografts ❖ Alloplasts	▪ Cellulose acetate ▪ Expanded polytetrafluoroeth ylene (e-PTFE) with or without titanium reinforcement ▪ Dense polytetrafluoroet hylene(d-PTFE) ▪ Titanium-reinforced high-density polytetrafluoroethy lene (Ti-d-PTFE)	▪ Natural ▪ Synthetic	▪ Bone morphogenic proteins ▪ Platelet-derived growth factor ▪ Enamel matrix protein ▪ Rh fibroblast growthfactor-2 ▪ Teriparatide hormone ▪ Platelet concentrates

PROCEDIMENTOS DE AUMENTO DO REBORDO

Os procedimentos de aumento do rebordo são efectuados para aumentar o volume do osso deficiente nos locais para colocação de implantes. Esta técnica baseia-se no procedimento de regeneração óssea guiada utilizando membranas de barreira. Pode ser classificada em três técnicas diferentes, como a preservação do alvéolo, o aumento do rebordo horizontal, o aumento do rebordo vertical e a técnica combinada. Todas estas técnicas utilizam várias formas de enxertos ósseos e membranas.

I. **Regeneração óssea em alvéolos de extração frescos/preservação da crista**
   A. Enxerto ósseo isolado
   B. Apenas a membrana
   C. Técnica combinada

II. **Aumento ósseo horizontal**
   a) Enxerto ósseo em partículas
   b) Bloco de osso monocortical
   c) Enxerto de túnel subperiosteal
   d) Técnica de derrame de crista (aba de osso de livro)
   e) Expansão da crista
   f) Regeneração óssea guiada

III. **Aumento da crista vertical**
   a) Bloco de osso monocortical
   b) Enxerto ósseo interposicional (enxerto em sanduíche)
   c) Osteogénese de distração
   d) Transporte do nervo alveolar inferior
   e) Elevação do seio maxilar com ou sem enxerto ósseo

IV. **Aumento combinado (deficiência óssea vertical e horizontal)**
   Bloco de osso monocortical.[101]

CONSERVAÇÃO DAS TOMADAS

O osso alveolar sofre reabsorção do rebordo residual após a extração dentária.[102] A preservação do rebordo é um procedimento que se realiza para minimizar a reabsorção externa do rebordo após a extração dentária e para maximizar a formação óssea dentro do alvéolo. 3[102, 10, 104] A preservação do rebordo é normalmente realizada imediatamente após a extração dentária ou é adiada por um período de 6-8 semanas devido a algumas razões como a presença de infecções agudas. Um estudo recente relata que ocorre uma alteração dimensional mínima dentro de 6-8 semanas após a extração do dente.[105]

O primeiro e mais importante passo é a avaliação pré-operatória do doente e o planeamento do tratamento, que indica a seleção da técnica correta e do biomaterial adequado e o momento do aumento (faseado ou simultâneo). O estado de saúde sistémico e local, como a morfologia dos tecidos moles e do osso, é avaliado no pré-operatório para um melhor resultado do tratamento. É aconselhável utilizar imagens como a tomografia computorizada para analisar o defeito a três dimensões. Os exames imagiológicos, como a radiografia panorâmica e as radiografias intra-orais, são instrumentos essenciais para o diagnóstico. A inadequação da cobertura dos tecidos moles provoca um fecho primário sem tensão insuficiente no local do aumento. A avaliação da morfologia óssea no local de colocação do implante inclui a adequação do volume ósseo, o contorno da crista e a posição do osso marginal dos dentes vizinhos.

O enxerto de alvéolos no momento da extração ou após algumas semanas é um procedimento preventivo, que não inibe a reabsorção mas limita-a.[106]

INDICAÇÕES:[107]

- Prevenção da atrofia do rebordo alveolar após extração de dentes para tratamento com próteses sobre implantes.
- Colocação imediata de implantes indicada em alvéolos de extração recentes com um defeito na parede que requer uma placa cortical vestibular adequada.
- Restauração de defeitos ósseos causados por infecções, traumatismos e extracções traumáticas.
- Deve ser realizada em áreas estéticas em caso de espessura óssea vestibular ≤ 2 mm ou quando existe uma proximidade com estruturas anatómicas, ou seja, seio maxilar ou canal mandibular.

CONTRA-INDICAÇÕES:[107-109]

- Condições médicas que impedem a colocação de implantes.
- Locais onde o futuro implante não pode ser colocado de forma ideal devido à presença de lesões ósseas do alvéolo de extração superiores a 5 mm.
- Presença de raízes penetrando no interior do seio maxilar e reduzindo as chances de elevação do assoalho do seio.
- A presença de atrofia do processo alveolar maxilar e a projeção do pavimento nasal podem causar risco de perfuração do pavimento nasal.

CLASSIFICAÇÃO DO ALVÉOLO DE EXTRACÇÃO:

Existem várias classificações propostas para o alvéolo de extração. A classificação proposta por Nicolas Elian é uma classificação simplificada que ajuda a determinar a qualidade do osso após a extração com base na presença de tecido duro e mole vestibular e palatino. Esta classificação é simplificada, o que ajuda os clínicos a documentar e a tratar melhor e também ajuda os clínicos a decidir se a cirurgia do alvéolo está indicada ou não, se é necessário um implante imediato ou diferido ou não.

- **Alvéolo Tipo I:** O tecido mole facial e a tábua óssea vestibular encontram-se em níveis normais em relação à junção cemento-esmalte do dente pré-extraído e permanecem intactos após a extração (Figura 6).
- **Cavidade Tipo II:** O tecido mole facial está presente, mas a placa vestibular está parcialmente ausente após a extração do dente.
- **Cavidade Tipo III:** O tecido mole facial e a tábua óssea vestibular estão ambos acentuadamente reduzidos após a extração dentária (Figura 6). 8[10]

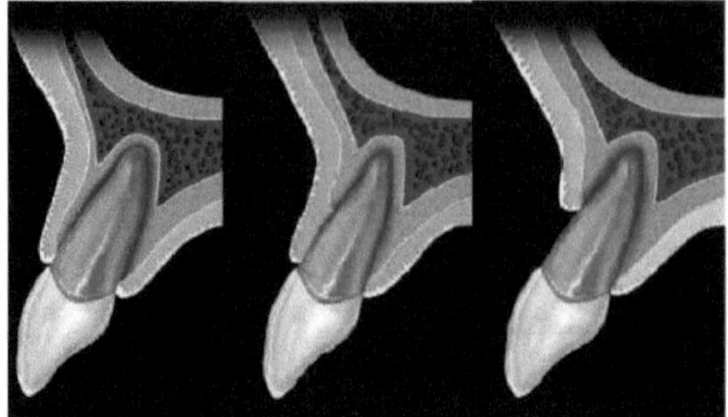

Figura 6: Ilustração dos três tipos de alvéolos de extração, definidos pelo tecido mole facial e pela tábua óssea vestibular presentes

- O alvéolo tipo I não requer qualquer procedimento de aumento e pode ser tratado com um implante imediato ou retardado.
- Os alvéolos de tipo II e III requerem um tratamento do alvéolo devido à deficiência do osso cortical vestibular e devem ser tratados como uma abordagem faseada devido à cicatrização do alvéolo, podendo ser necessária uma cirurgia adicional aos tecidos moles e duros antes da colocação do implante.[108]

TÉCNICAS DE CONSERVAÇÃO DE SOQUETES:

As técnicas de preservação de soquetes podem ser categorizadas pelos seguintes biomateriais

- Preservação da crista apenas com enxertos ósseos:
- Preservação da crista apenas por membrana
- Técnica combinada

A. Enxerto ósseo particulado com membrana reabsorvível

B. Enxerto ósseo particulado com PRF

Preservação da crista apenas com enxertos ósseos:

Nesta técnica, muitos biomateriais de enxerto, tais como enxertos ósseos particulados como o auto-enxerto, o aloenxerto, o xenoenxerto e aloplastos ou materiais sintéticos (hidroxiapatite, tricálcio-fosfato, vidro bioativo) são colocados diretamente em alvéolos de extração frescos completamente desbridados.[110,111] O "padrão de ouro" entre estes materiais de enxerto é o osso autógeno.[45] Após a extração, o alvéolo é completamente curado e o enxerto de osso particulado é colocado no interior do alvéolo de extração e suturado (Figura

7).[111]

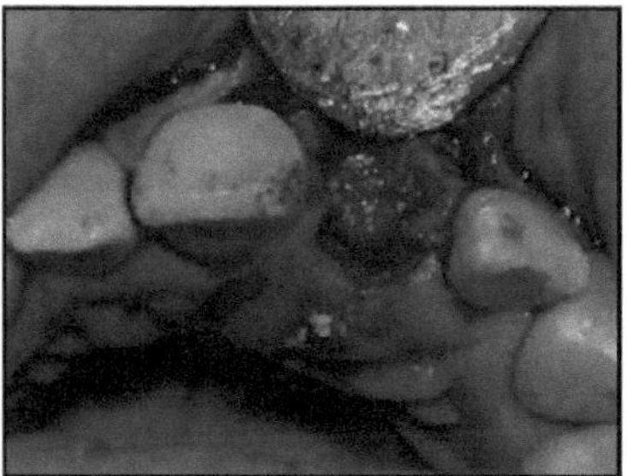

Figura? Preservação do alvéolo com enxerto ósseo isolado em alvéolo de extração

Conservação da crista apenas por membrana:

Nesta técnica, apenas são colocadas membranas no alvéolo para evitar a entrada do tecido mole, o que promove a cicatrização óssea. Em 1997, Lekovic et al. investigaram a utilização de uma membrana de politetrafluoroetileno expandido não reabsorvível (ePTFE) para manter o rebordo alveolar após a extração. A extração atraumática é efectuada sob anestesia local adequada. A membrana GTR bio-reabsorvível/não-reabsorvível é colocada no interior do alvéolo de extração (Figura 8 A). Uma membrana não reabsorvível é geralmente colocada fora do alvéolo de extração e o retalho é suturado (Figura 8B).[111]

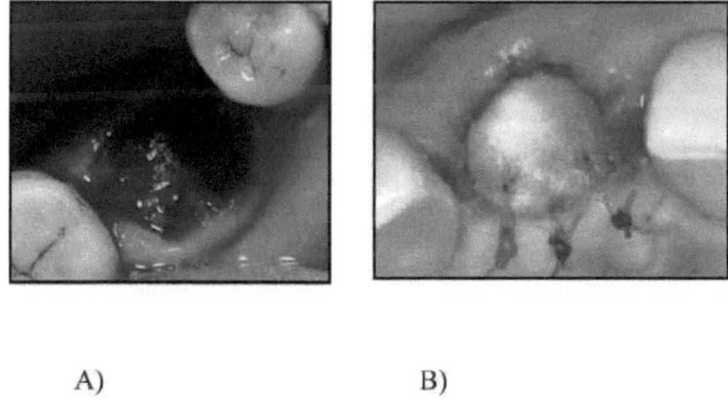

A) B)

Figura 8: A) A membrana reabsorvível (Collaplug) é colocada no interior do alvéolo

B) Membrana não reabsorvível colocada fora do alvéolo e suturada.

TÉCNICA COMBINADA:

A. Enxerto ósseo particulado com membrana reabsorvível

B. Enxerto ósseo particulado com PRF

A. Enxerto ósseo particulado com membrana reabsorvível:

Nesta técnica são colocadas incisões creviculares e incisões de libertação verticais (cortando as fibras subcrestais). O dente é luxado e removido do alvéolo atraumaticamente (Figura 9 A). O alvéolo de extração é completamente desbridado e curetado. O enxerto ósseo particulado é colocado no interior do alvéolo de extração (Figura 9 B) e a membrana de barreira (Figura 9 C) é cortada de forma a cobrir o enxerto ósseo. Os retalhos são aproximados e suturados (Figura 9 D).[112]

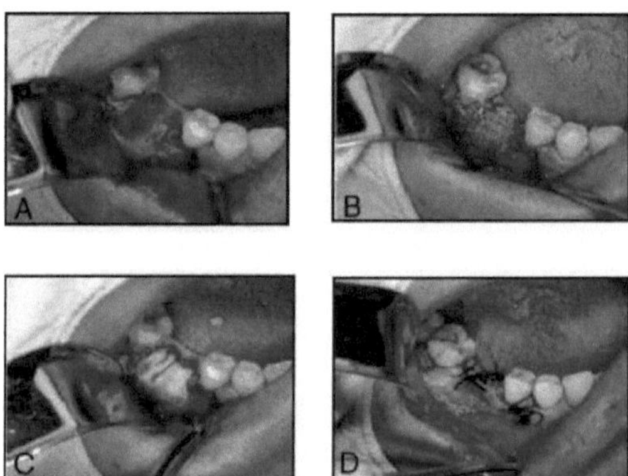

Figura 9: Preservação do rebordo com enxerto ósseo e membrana. A) Exposição do local de extração através da elevação do retalho mucoperiosteal. B) O enxerto ósseo particulado é embalado no interior do alvéolo de extração C) A membrana é colocada por cima do enxerto ósseo D) São colocadas suturas não reabsorvíveis.

B. Enxerto ósseo particulado com PRF:

PRF - A fibrina rica em plaquetas é amplamente utilizada em todos os domínios da medicina. As plaquetas são a principal fonte de factores de crescimento biológico que libertam estas biomoléculas durante as fases de inflamação, cicatrização de feridas, hemostase e remodelação. Nesta técnica, após a administração de anestesia local, o dente foi extraído atraumaticamente. O alvéolo dentário é curetado e todo o tecido de granulação é removido. Entretanto, 20 ml de sangue do doente são retirados da fossa anticubital, recolhidos num tubo de ensaio sem anticoagulante e centrifugados a 3000 rpm durante 10 minutos. O PRF obtido é comprimido entre duas gazes esterilizadas embebidas em soro fisiológico (Figura 10 A). O PRF é colocado e aconchegado no interior do alvéolo de extração (Figura 10B). O enxerto ósseo particulado também é colocado no interior da cavidade de extração juntamente com o PRF e suturado com material de sutura reabsorvível (Figura 10c). 4[113,11]

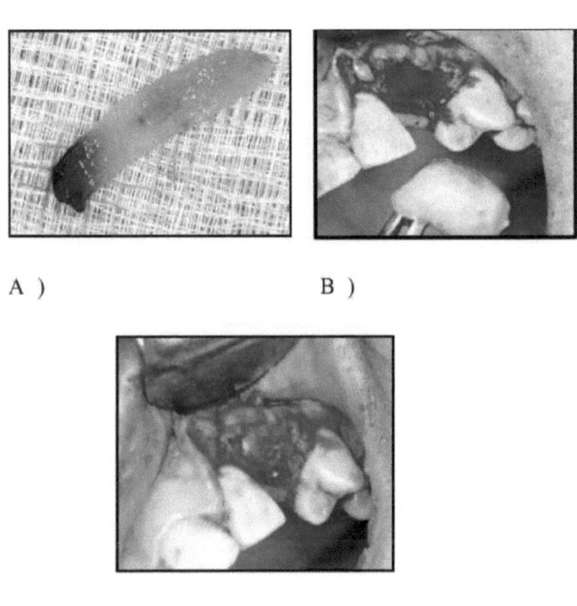

C)

Figura10:Enxerto ósseo particulado com fibrina rica em plaquetas (PRF)

A) PRF preparado a partir do sangue do doente.

B) Colocação do PRF no interior do alvéolo de extração.

C) Enxerto ósseo em partículas colocado no interior do alvéolo de extração.

Tabela 4: Árvore de decisão clínica para a extração[109]

Indications and various reasons for extraction socket	**Aesthetic zone**	**Non-aesthetic zone**
Aesthetic	• Facial soft tissue deficiency of extraction socket • Absence of buccal wall • Horizontal bone loss≥ 2mm	• Facial soft tissue deficiency of extraction socket • Absence of buccal wall of extraction socket • Horizontal bone loss ≥ 3mm
Functional If primary stability cannot be achieved	Available bone beyond the apex of extraction socket ≤3mm and absence of implant to bony walls contact	Available bone beyond the apex of extraction socket≤ 3mmand Absence of septal bone

AUMENTO DA CRISTA HORIZONTAL

O aumento do rebordo horizontal é efectuado para obter uma largura de rebordo adequada. Para implantes de 4 mm de diâmetro, uma largura de rebordo adequada necessária seria de 5-6 mm. Estes tipos de largura do rebordo alveolar estão comprometidos devido a várias razões, como a extração traumática de dentes, sendo as mais comuns a deiscência da placa vestibular do implante e as fenestrações. O aumento do rebordo horizontal ajuda a melhorar a estabilidade do implante primário.

INDICAÇÕES:[99]

- Maxila edêntula com deiscências ou fenestrações vestibulares nos locais de colocação dos implantes.
- Largura do rebordo alveolar inadequada, inferior a 4 mm, para a colocação de implantes.
- Siebert classe I com perda bucolingual

CONTRA-INDICAÇÕES:[94-96]

- Fumadores inveterados (mais de 2 maços por dia)
- Doenças ósseas metabólicas, doenças sistémicas, doentes que tomam medicamentos antiplaquetários
- Medicação que interfere com o metabolismo ósseo (bifosfonatos, corticosteróides)

TÉCNICAS

1. ENXERTO ÓSSEO PARTICULADO:

A técnica de enxerto de osso particulado é utilizada para aumentar a largura do osso alveolar em sítios edêntulos localizados. O retalho mucoperiosteal é levantado para visualizar a lâmina vestibular horizontal (Figura 1A,B). A lâmina óssea cortical é perfurada em vários locais na face vestibular com uma broca redonda para permitir o acesso dos osteoblastos do osso e da medula óssea à área de regeneração. A área do defeito é preenchida com enxerto particulado (tamanho de partícula de 1 a 2 mm) (Figura 11 C). Uma membrana de colagénio é cortada e colocada sobre o enxerto ósseo particulado (Figura 11 D). Colocam-se suturas horizontais e suturas simples interrompidas para permitir a cicatrização da ferida por intenção primária (Figura 11E). A cirurgia de segunda fase é efectuada para revelar o aumento da largura do rebordo alveolar (FigurallF).[121]

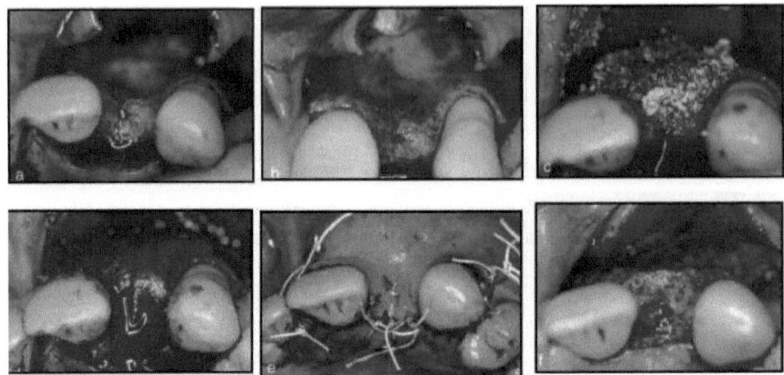

Figura 11: Aumento ósseo horizontal através de enxerto de osso particulado.

A) Largura de crista horizontal deficiente - vista oclusal

B) Largura de crista horizontal deficiente - vista vestibular

C) Enxerto ósseo em partículas

D) A membrana reabsorvível é colocada por cima do enxerto ósseo

E) Sutura efectuada

F) Ganho na largura do rebordo durante a colocação do implante

2. BLOCO DE OSSO MONOCORTICAL:

Esta técnica é utilizada para o aumento localizado do rebordo. O retalho mucoperiosteal de espessura total é refletido (Figura 12A). A tábua óssea bucal é perfurada em vários locais para permitir que os osteoblastos da medula óssea cheguem ao local do enxerto para permitir a regeneração óssea. Um bloco de osso de auto-enxerto é colhido e cortado no tamanho necessário, sendo colocado na área do defeito e fixado com mini-parafusos para a fixação do enxerto ósseo. O aloenxerto particulado é colocado sobre o bloco ósseo e a membrana de colagénio é adaptada sobre o defeito, sendo a sutura efectuada para permitir a cicatrização primária da ferida (Figura 12C, D, E, F).[122]

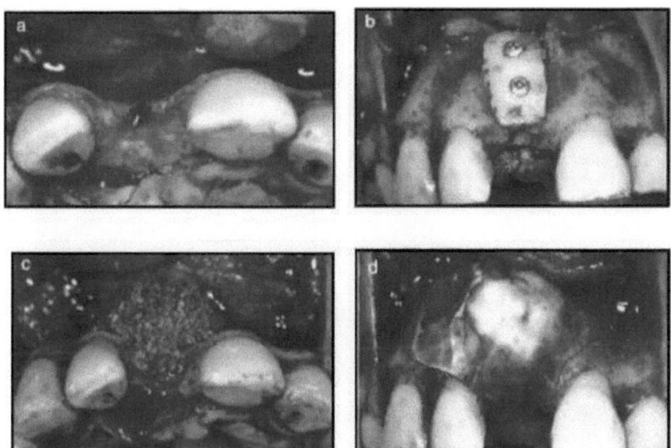

Figura12:Aumento ósseo horizontal através de enxerto ósseo monocortical técnica.

A. **Largura da crista horizontal deficiente - aspeto oclusal**
B. **O enxerto ósseo onlay é colocado bucalmente**
C. **O enxerto ósseo particulado é colocado sobre o enxerto ósseo onlay**
D. **A membrana de colagénio é colocada e adaptada por cima do enxerto ósseo particulado**

3. ENXERTO DE TÚNEL SUBPERIOSTEAL:

A técnica de enxerto de túnel subperiosteal, também conhecida como técnica de bolsa, é indicada para o enxerto ósseo em rebordos alveolares deficientes na mandíbula posterior e na maxila anterior. A abordagem de tunelização subperiosteal produz um "efeito de tenda" após a separação do retalho do perióstео subjacente.[123,124] Block e Degen relataram uma técnica para enxertar o rebordo alveolar lateral deficiente na área posterior da mandíbula através da criação de um túnel subperiosteal e da inserção de osso liofilizado mineralizado como material de enxerto sem a utilização de quaisquer barreiras teciduIares.[125,126]

Nesta técnica, é efectuada uma incisão vertical mesial ao local do enxerto, depois a incisão é feita para baixo do osso e o tecido subjacente é separado do osso através de um elevador periosteal (Figura 13B).Uma vez criada uma bolsa, a decorticação é feita com uma broca redonda a uma velocidade lenta e um material de enxerto ósseo bovino particulado misturado com soro fisiológico é embalado dentro de uma seringa de plástico utilizando osteótomos sinusais de elevação direta (Figura 13C).[125,126]

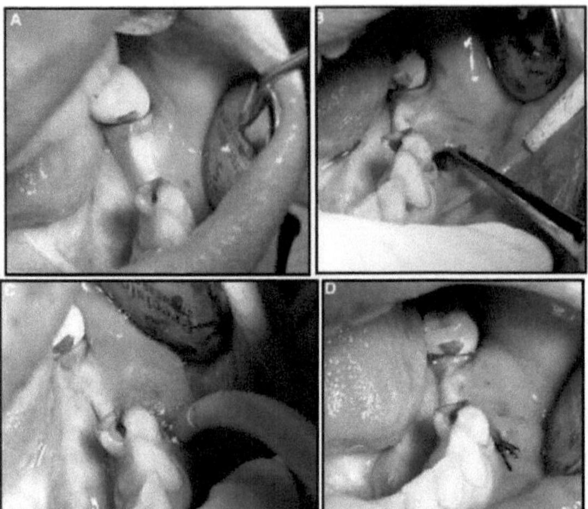

Figura 13: Enxerto de túnel subperiosteal. A) Largura do rebordo deficiente B) A bolsa é criada bucalmente C) O enxerto ósseo particulado é condensado e embalado dentro da bolsa D) Suturas colocadas

2. DIVISÃO DA CRISTA/EXPANSÃO DA CRISTA:

Esta técnica de crista dividida cria um novo leito de implante através de uma osteotomia longitudinal do rebordo alveolar (Figura 14A). O córtex vestibular é reposicionado lateralmente por osteótomos. Uma incisão na crista e uma incisão distal de libertação são efectuadas ao longo do rebordo edêntulo. Um retalho mucoperiósteo de espessura total é levantado no lado vestibular e lingual. Utilizando uma microsserra, o corte de osteotomia longitudinal é efectuado ao longo da crista e são efectuados mais 2 cortes de osteotomia trapezoidal (Figura 14B). Uma vez dividida a crista, os implantes são colocados e verificada a sua estabilidade primária (Figura 14 C). São utilizados enxertos de osso particulado para preencher o espaço entre a osteotomia e os implantes. É colocada uma membrana de colagénio reabsorvível sobre os defeitos ósseos para promover a regeneração óssea. O osso osteotomizado dividido é reposicionado para obter um contacto próximo com os implantes. São colocados parafusos ósseos para estabilizar o osso osteotomizado (Figura 14D). A sutura é efectuada para obter o encerramento primário da ferida.[127]

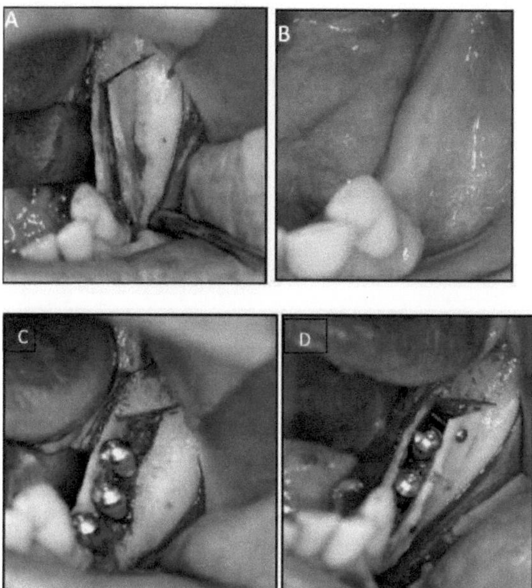

Figura 14: Expansão da cumeeira

A) Largura de crista deficiente da mandíbula posterior

B) Osteotomia crestal e osteotomia vertical realizadas

C) Divisão das tábuas ósseas vestibular e lingual e colocação de implantes

D) Fixação da placa óssea vestibular com mini-parafusos.

ÁRVORE DE DECISÃO PARA O AUMENTO DA CRISTA HORIZONTAL:

Os seguintes factores devem ser considerados ao tomar uma decisão para o aumento horizontal do rebordo: espessura do tecido, estabilidade do implante primário e presença de osso autógeno adequado. Com base nestes factores, a árvore de decisão pode ser categorizada em três divisões.[115]

Divisão 1(a):Largura do rebordo de 3,5mm a 4mm com estabilidade primária do implante:

Uma largura de rebordo de 3,5 mm a 4 mm pode normalmente apresentar-se como defeitos de deiscência do implante sem prejudicar a estabilidade primária do implante. Nestes casos, o aumento do rebordo pode ser efectuado juntamente com a colocação simultânea de implantes utilizando membranas de barreira absorvíveis através da técnica de aumento ósseo em sanduíche (SBA). Esta técnica combina as vantagens das propriedades que proporcionam uma mistura única de biomateriais para conseguir a regeneração óssea. [117]Nesta técnica, é aplicada uma camada de grânulos de osso autógeno ou de aloenxerto esponjoso particulado de reabsorção rápida nas roscas expostas do implante.[118] Uma segunda camada de aloenxerto cortical particulado de reabsorção lenta é colocada por cima, seguida de uma membrana absorvível colocada sobre o aloenxerto particulado para cobrir o local, prolongando assim a manutenção do espaço para a ocorrência da regeneração óssea. A técnica de aumento ósseo em sanduíche segue o Princípio PASS (alcançar o encerramento primário da ferida, promover a angiogénese, manter o espaço para a regeneração e obter estabilidade primária do implante e do coágulo sanguíneo) numa tentativa de alcançar uma regeneração óssea óptima.[119]

Divisão 1(b):Largura do rebordo de 3,5mm a 4mm sem estabilidade primária do implante:

Em condições em que a estabilidade primária não pode ser alcançada num rebordo residual ≥3,5 mm, pode ser defendida a técnica de **regeneração óssea guiada (ROG)**. Funciona com base no princípio da compartimentalização, permitindo que os osteoblastos povoem o local da ferida antes que as células epiteliais e do tecido conjuntivo cheguem ao local, permitindo assim a regeneração óssea. Os enxertos ósseos autógenos, em blocos ou em forma de partículas, podem ser colocados na crista e é colocada uma membrana de barreira por cima. Depois de obter o encerramento primário, o local da ferida é deixado a cicatrizar durante 4 a 6 meses antes da colocação do implante.[120]

Divisão 2: Largura da crista inferior a 3,5 mm:

Para larguras inferiores a 3,5 mm, o aumento do rebordo horizontal pode ser efectuado com a utilização de enxertos em bloco Onlay (OBG). Para os OBG, foram utilizados blocos ósseos alogénicos e xenogénicos, bem como enxertos autógenos do mento ou do ramo. O elemento crucial para o sucesso desta técnica é a eliminação da mobilidade do enxerto e do espaço morto entre o enxerto e o osso hospedeiro.[120]

Divisão 3: Largura da crista de 4 mm a 5 mm:

Quando a largura do rebordo residual é de 4 a 5 mm com osso esponjoso remanescente expetável entre as placas corticais, a técnica de divisão/expansão do rebordo é ideal para a colocação faseada de implantes. As osteotomias de divisão do rebordo e de expansão do rebordo utilizam o osso trabecular para ser comprimido de modo a criar espaço para o implante através da osteocondensação. Esta técnica, por sua vez, expõe a medula óssea esponjosa, o que provoca uma melhor revascularização e cicatrização. Podem ser utilizados blocos de osso autógeno ou alógeno monocortical ou corticocelular para fixar o rebordo e aumentar a sua largura para a colocação do implante.[120]

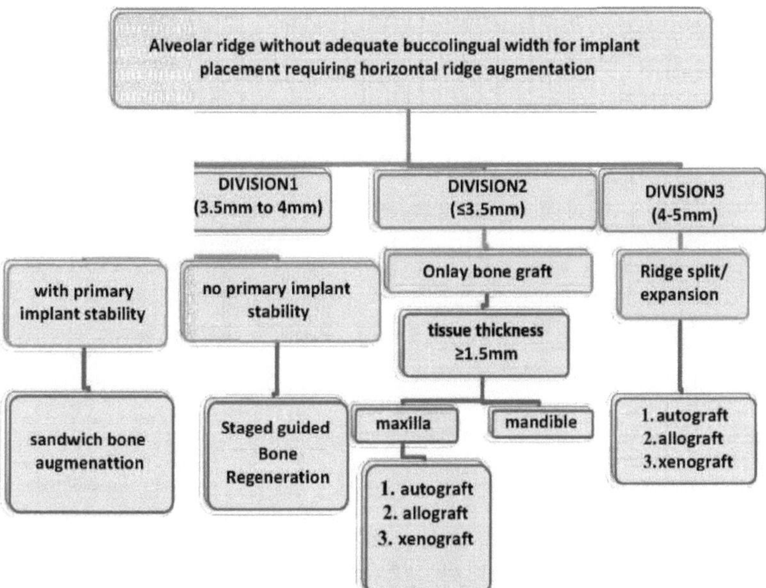

Diagrama de fluxo1: Árvore de decisão para o aumento da crista horizontal[120]

AUMENTO DA CRISTA VERTICAL

Os defeitos verticais do rebordo alveolar no edentulismo parcial e total constituem um problema importante devido à presença de estruturas anatómicas como o seio maxilar e o canal do nervo alveolar inferior, que colocam dificuldades técnicas na colocação de implantes. Além disso, a presença de um grande espaço inter-arcos modifica o comprimento coronal e a má relação coroa/raiz, comprometendo o resultado final do tratamento protético. O aumento do rebordo vertical é um grande desafio, principalmente devido à sensibilidade da técnica e às consequentes complicações pós-operatórias.

INDICAÇÕES:

- O edentulismo parcial com uma altura óssea residual entre 5 e 7 mm e uma espessura de, pelo menos, 5 mm acima do canal alveolar inferior, medida em exames de tomografia computorizada, requer um aumento ósseo vertical.
- Defeito de classe II de Seibert com apenas perda apicocoronal.
- Menos de 2 mm de distância de segurança entre o ápice do implante e as estruturas anatómicas, como o pavimento do seio maxilar e o canal alveolar inferior.

CONTRA-INDICAÇÕES:[94,95,96]

- Fumadores inveterados (mais de 2 maços por dia)
- Doenças ósseas metabólicas, doenças sistémicas, doentes que tomam medicamentos antiplaquetários
- Medicação que interfere com o metabolismo ósseo (bifosfonatos, corticosteróides)
- Sinusite

TÉCNICAS:

a) Bloco de osso monocortical

b) Enxerto ósseo interposicional (enxerto em sanduíche)

c) Regeneração óssea guiada

d) Osteogénese de distração

e) Enxerto ósseo subperiosteal em túnel

f) Transporte do nervo alveolar inferior

g) Elevação do seio maxilar com ou sem enxerto ósseo

TÉCNICAS PARA O AUMENTO VERTICAL DA CRISTA:

BLOCO ÓSSEO MONOCORTICAL:

Esta é considerada "a técnica padrão de ouro" para o aumento ósseo. São colocadas incisões de espessura total e o retalho mucoperiosteal é elevado (Figura 15 B). Os enxertos ósseos onlay cortico-esponjosos são colhidos do local doador (Figura 15 B). As dimensões dos enxertos colhidos são determinadas de acordo com a extensão do defeito a ser colocado e os enxertos ósseos onlay são fixados com mini-parafusos de titânio de 1,5 mm de diâmetro (Figura 15 C). Todos os espaços vazios entre os locais receptores e os segmentos ósseos são preenchidos com lascas de osso esponjoso colhidas do ramo, enquanto que as partículas de osso cortical remanescente são obtidas da fresa de osso (Figura 15D).

O encerramento primário é efectuado por sutura. Após 4-5 meses de período de espera, os locais reconstruídos são abertos para remover os mini-parafusos de titânio e os implantes são colocados (Figura 15 E).[134]

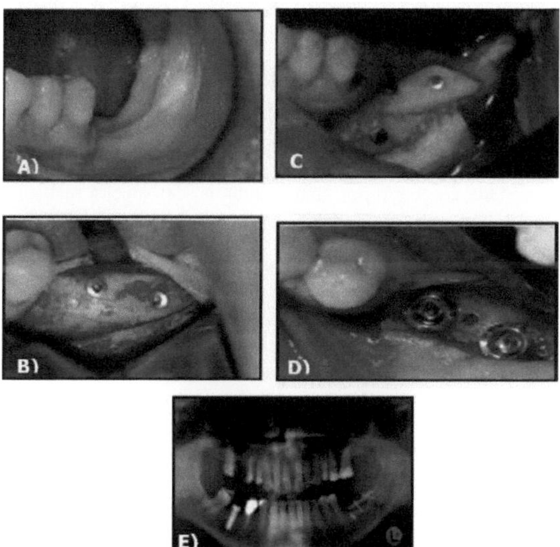

Figura15: Aumento do rebordo vertical através da técnica de enxerto ósseo onlay

A) Altura da crista vertical deficiente na mandíbula posterior
B) Enxerto ósseo Onlay colhido do local do dador
C) Enxerto ósseo onlay estabilizado com mini-parafusos
D) O implante é instalado

E) **OPG pós-operatório após a colocação do implante**

ENXERTO ÓSSEO INTERPOSICIONAL (ENXERTO EM SANDUÍCHE):

A técnica de osteotomia segmentar acompanhada de enxerto interposicional tem sido relatada como um procedimento prático e previsível, com baixa incidência de complicações e alta probabilidade de sucesso. Esta abordagem deixa o tecido mole no lado oral da incisão média da crista ligado ao segmento ósseo da crista. A técnica baseia-se na interposição de um enxerto ósseo entre segmentos ósseos osteotomizados, que actuam como uma "sanduíche", oferecendo uma boa vasculatura tanto para o segmento como para o enxerto e resultando numa menor reabsorção óssea em comparação com os outros métodos.

São efectuadas incisões de libertação crestal e vertical e o retalho mucoperiosteal de espessura total é elevado (Figura 16 A). É efectuada uma incisão paracrestal através da mucosa bucal, respeitando a emergência do nervo mental e evita-se cuidadosamente a tensão sobre o nervo mental. A osteotomia horizontal é feita a 4mm do canal mandibular usando um micromotor cirúrgico convencional. Dois cortes oblíquos são feitos no terço coronal do osso mandibular com o corte mesial a pelo menos 2mm distal ao último dente da arcada (Figuras 16 B, C). O segmento osteotomizado é separado por meio de um cinzel, a altura do segmento osteotomizado deve ser de pelo menos 3mm para permitir a inserção de parafusos estabilizadores sem risco de fratura do segmento ósseo distraído e também o osso osteotomizado é levantado preservando o Periósteo lingual. miniparafusos de titânio são fixados ao osso osteotomizado para fixar a crista óssea osteotomizada ao osso basal (Figura 16 D). A área enxertada é coberta por uma membrana de barreira reabsorvível e suturada (Figura 16 E, F).[135]

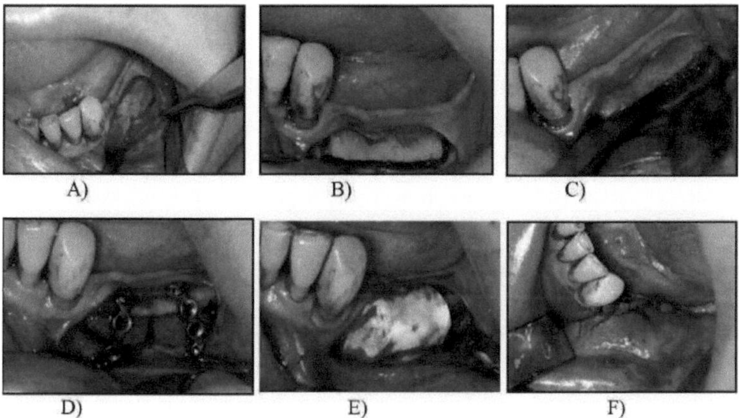

Figura 16: Enxerto ósseo interposicional / osteotomia óssea em sanduíche A) Elevação do retalho mucoperiosteal de espessura total B) É feita uma osteotomia horizontal na face vestibular C) É criado espaço entre os dois cortes de osteotomia D) É colocado um bloco ósseo onlay entre o local da osteotomia E) É colocada uma membrana de colagénio reabsorvível sobre o enxerto onlay F) São colocadas suturas

OSTEOGÉNESE DE DISTRACÇÃO:

A osteogénese de distração é uma técnica cirúrgica que foi desenvolvida para aumentar a altura vertical do osso em cristas e contrastes deficientes, com ou sem membranas. A maioria das células ósseas pode diferenciar-se em células osteogénicas (ou condrogénicas) necessárias para a reparação. Ilizarov popularizou o conceito de osteogénese de distração nos anos 80, cortando ossos longos e esticando-os durante o processo de cicatrização. A osteogénese de distração é vantajosa em relação a outros procedimentos cirúrgicos porque não há necessidade de um segundo local cirúrgico para colher osso. Uma das desvantagens significativas da osteogénese de distração é o facto de poder regenerar o osso de forma unidirecional, ou seja, o crescimento ósseo vertical é alcançado enquanto o crescimento ósseo horizontal não é alcançado. Para casos extremamente reabsorvidos, são necessários procedimentos de aumento adicionais.[136]

ELEVAÇÃO DO SEIO MAXILAR COM OU SEM ENXERTO ÓSSEO:

A reabilitação da maxila edêntula posterior com implantes endósseos com implantes dentários endósseos resulta num volume ósseo insuficiente, o que leva à pneumatização do seio maxilar e à perda de osso alveolar. Antigamente, a reabilitação do maxilar posterior podia ser efectuada com próteses removíveis, implantes curtos ou cantilevers. Por conseguinte, são necessários procedimentos como o aumento ósseo para aumentar a altura vertical do osso no maxilar posterior para a colocação de implantes.

Boyne e James, em 1980, descreveram pela primeira vez o procedimento de levantamento do seio maxilar com medula e osso autógenos para colocação de implantes. Caldwell Luc demonstrou o acesso ao seio maxilar pelo aspeto anterior-superior. Em 1996, a Conferência de Consenso sobre o enxerto ósseo do seio maxilar analisou os dados disponíveis, segundo os quais os aloenxertos, xenoenxertos e aloplastos, isoladamente ou em combinação com osso autógeno, são eficazes como materiais de enxerto substitutos do osso para o aumento do osso do seio maxilar. [137]

INDICAÇÕES:[137]

- Altura óssea vertical inferior a 7 mm na região posterior do maxilar.

CONTRA-INDICAÇÕES:[137]

FACTORES LOCAIS:

- Tumores ou crescimento patológico no seio
- Infeção do seio maxilar
- Sinusite crónica grave
- Cicatriz cirúrgica/deformidade da cavidade sinusal
- Infeção dentária que envolve ou está próxima do seio
- Rinite/sinusite alérgica grave
- Utilização crónica de esteróides tópicos

FACTORES SISTÉMICOS: [137]

- Radioterapia envolvendo o seio maxilar
- Doenças metabólicas (por exemplo, diabetes mellitus não controlada)

- Consumo excessivo de tabaco
- Abuso de drogas/álcool
- Deficiência psicológica/mental

JUSTIFICATIVA:

O objetivo do levantamento/elevação do seio maxilar e do aumento ósseo é levantar a membrana schneideriana do fundo do seio, elevando-a para a cavidade do seio mais superiormente. Assim, o espaço recém-criado pode ser preenchido com enxerto ósseo para aumentar a altura vertical total do rebordo no maxilar posterior.

TÉCNICAS DE ELEVAÇÃO DO SEIO MAXILAR:

1. Técnica de osteotomia crestal:

Esta técnica é utilizada quando existe uma altura óssea vertical de 7 a 9 mm. Este procedimento utiliza os "Osteótomos" para comprimir o osso contra o pavimento do seio, ou seja, a fratura interna do osso juntamente com a membrana schneideriana. Esta técnica foi descrita pela primeira vez por Summers como elevação do assoalho do seio com osteótomo. É considerada uma abordagem cega, uma vez que o operador pode visualizar a membrana e a cavidade sinusal e só pode ser confirmada radiograficamente pela presença de material de enxerto ósseo no interior do seio, sendo também uma técnica conservadora e um procedimento sensível.

O procedimento envolve a sequência de brocas; a primeira broca destina-se à colocação do implante com uma profundidade de 1 a 2 mm e, em seguida, o material de enxerto é adicionado gradualmente através do local da osteotomia até atingir o fundo do seio e fraturar para o interior, o que continua a elevar a membrana schneideriana. Uma vez atingida a altura vertical desejada do rebordo, a osteotomia do implante é concluída com uma broca final e o implante pode ser colocado.

Assim, a abordagem crestal é útil para aumentar a altura vertical do osso até aproximadamente 4 mm. A técnica de osteotomia está contra-indicada nos seios com pavimento inclinado ou septos no local da osteotomia planeada, porque a presença de septos impossibilita a fratura do pavimento do seio para dentro.[137]

2. Técnica da janela lateral:

Trata-se de um método direto que ajuda o operador a visualizar o seio maxilar e a elevar o pavimento do seio. Após a elevação do retalho mucoperiosteal, a osteotomia é criada com uma broca de diamante redonda de alta velocidade ou um dispositivo piezoelétrico de cirurgia óssea e é criada uma janela que é empurrada para dentro da cavidade sinusal. A elevação da membrana schneideriana é efectuada com instrumentos manuais como a cureta de Marco. Deve ter-se o cuidado de evitar a perfuração da membrana. A cureta de Gracey 13/14 é introduzida suavemente ao longo do osso para continuar a elevar o osso. O material de enxerto ósseo particulado é colocado nas dimensões previamente determinadas para o aumento. A cavidade do seio maxilar é firmemente preenchida com material de enxerto ósseo. Por fim, a antrostomia e o enxerto ósseo podem ser cobertos com uma membrana de barreira. Os implantes podem ser colocados em simultâneo ou tardiamente e os retalhos são aproximados e suturados.[138]

TRANSPOSIÇÃO DO NERVO ALVEOLAR INFERIOR (IAN):

A lateralização e transposição do nervo alveolar inferior em combinação com a instalação de implantes dentários é, por vezes, o único procedimento possível para ajudar os pacientes a obter uma prótese fixa, em mandíbulas posteriores atróficas edêntulas. Com um planeamento cirúrgico e protético pré-operatório cuidadoso, imagiologia e uma técnica cirúrgica extremamente precisa, este procedimento pode ser utilizado com sucesso para a colocação de implantes em segmentos mandibulares posteriores edêntulos. Inicialmente, é efectuada uma incisão crestal que se estende até à área retromolar, seguida de uma incisão de libertação vertical distal a 44 e é refletido um retalho mucoperiosteal de espessura total e é efectuada a divulsão do nervo (Figura 17 A). A osteotomia lateral é realizada ao longo do canal mandibular com ponta ultra-sónica piezoeléctrica e o osso é cortado incluindo o forame mental, estendendo-se até ao osso esponjoso (Figura 17 B). A tábua óssea vestibular é separada com o auxílio de um elevador livre. O forame mental é deslocado distalmente (Figura 17 C). Os implantes são instalados nas regiões 45, 46 e 47 (Figura 17 D). O bloco ósseo vestibular foi removido e as partículas para revestimento dos giros e preenchimento da janela. Apenas o osso autógeno colocado ficou em contacto com as espiras expostas na porção média dos implantes. Acima desta camada é colocado osso autógeno combinado com hidroxiapatite bovina (Figura 17 E). Neste momento, o forame mental repousa na região distal do implante posterior, e assim o IAN é assentado sobre este leito. O enxerto é coberto com uma membrana absorvível e suturas simples interrompidas serão colocadas (Figura 17F, G).[139]

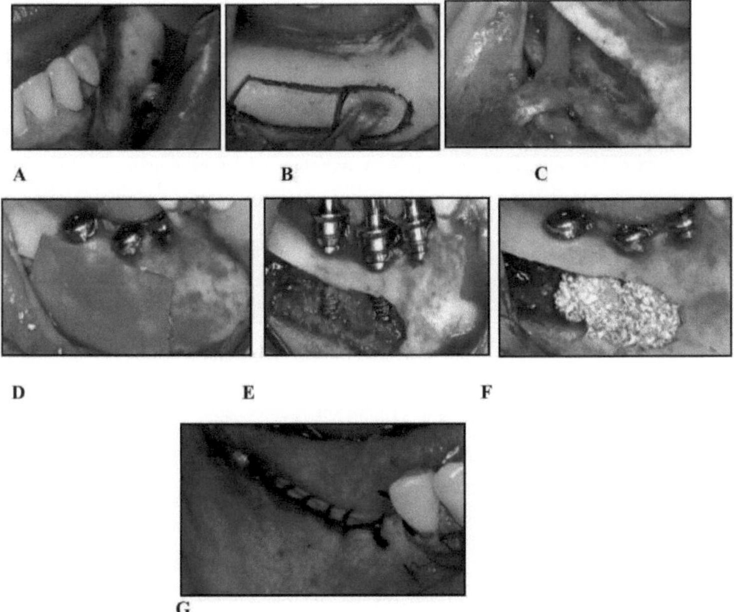

Figura 17: Transporte do nervo alveolar inferior A) O retalho mucoperiosteal de espessura total elevou o forame mental e a divulsão do nervo alveolar inferior B) Foi efectuada uma osteotomia lateral incluindo o forame mental C) A tábua óssea vestibular foi separada e o forame mental foi deslocado distalmente D) Os implantes foram instalados E) O enxerto ósseo particulado foi colocado na face vestibular F) A membrana reabsorvível foi colocada por cima do enxerto ósseo particulado G) Foram colocadas suturas.

REGENERAÇÃO ÓSSEA GUIADA NA RECONSTRUÇÃO DO OSSO ALVEOLAR

Embora a integridade do osso maxilar seja preservada através do estímulo da mastigação, a perda dentária causada por doença ou traumatismo leva à reabsorção do osso alveolar (Fig. 18). Para compensar a colocação ideal de implantes tridimensionais, foram propostas inúmeras técnicas e modificações, condicionadas ao cenário clínico envolvido. Tradicionalmente, o enxerto autólogo em bloco era defendido como o padrão ouro para a reconstrução horizontal e/ou vertical das cristas edêntulas. No entanto, os avanços nos biomateriais e nas técnicas clínicas levaram à incorporação da regeneração óssea guiada (ROG) como uma potencial alternativa em casos desafiantes. A ROG reflecte o conceito de compartimentação, proposto no final da década de 70.[1] 44 Resumidamente, consiste na prevenção da migração de células indesejadas através da adaptação de uma membrana barreira à área que se pretende reconstruir. A membrana barreira confere estabilidade ao enxerto ósseo, evita o colapso dos tecidos moles para o interior do defeito, impede a migração de células não osteogénicas concorrentes para o local e acumula factores de crescimento. [145]Em termos da composição das membranas, têm sido utilizados materiais sintéticos, como o politetrafluoroetileno (PTFE) não reabsorvível, bem como materiais sintéticos reabsorvíveis, como uma combinação de ácido poliglicólico e carbonato de trimetileno.[146]

Atualmente, os materiais reabsorvíveis de origem xenogénica, como o colagénio, são a opção mais utilizada na ROG. Uma das primeiras membranas desenvolvidas especificamente para a ROG foi a membrana de PTFE expandido, não reabsorvível e reforçada com titânio. O reforço com uma estrutura de titânio estabiliza a forma da membrana. O uso dessas membranas foi bem documentado e elas são atualmente consideradas o padrão ouro para a ROG. Mais recentemente, foram desenvolvidas membranas reabsorvíveis que não são estáveis na forma. Por conseguinte, as membranas também podem ser classificadas como estáveis quanto à forma ou não estáveis quanto à forma. As membranas estáveis na forma, não reabsorvíveis e reforçadas com titânio são consideradas o padrão de ouro para o aumento vertical e horizontal. Embora este conceito tenha sido inicialmente proposto para a regeneração de tecidos associados ao periodonto, a prova de princípio foi rapidamente aplicada à regeneração de rebordos alveolares edêntulos. Este processo foi avaliado pela primeira vez por Dahlin e colaboradores. [147]Na histologia, observou-se que metade das amostras em que a ROG foi aplicada com membranas de Teflon apresentavam uma cicatrização óssea completa após 3 semanas, enquanto os locais de controlo não apresentavam sinais de cicatrização após 22 semanas. Posteriormente, a técnica foi alargada ao ser humano e avaliada exaustivamente para melhorar os biomateriais e a técnica. De notar que, na altura, o osso autógeno particulado era a principal fonte de andaimes protegidos por membranas de barreira não reabsorvíveis. Atualmente, os desenvolvimentos nas ciências dos materiais permitem aos clínicos utilizar cargas ósseas de outras fontes (ou seja, outras espécies ou cadáveres) e, como já foi referido, podem ser utilizadas membranas reabsorvíveis para facilitar e simplificar a técnica adaptada às necessidades clínicas.

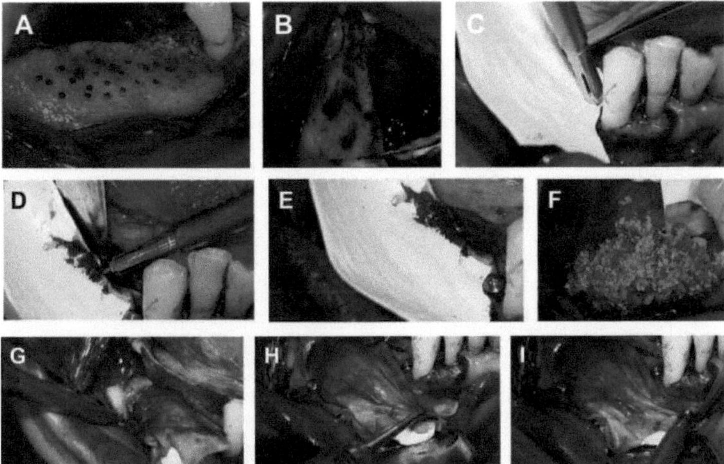

Fig. 18. Tratamento de um caso representativo da técnica da salsicha na mandíbula posterior utilizando uma membrana de colagénio natural. (A, B) Vistas labial e oclusal de uma mulher saudável de 75 anos com um rebordo mandibular posterior fino. Note-se o triângulo de osso distal ao último dente. Este foi desenhado por nós para colocar um pino. (C) Vista labial do pino colocado dentro do triângulo ósseo. (D) Vista labial do segundo pino colocado distolingualmente. (E) Vista labial dos 2 pinos colocados, estabilizando a membrana de colagénio nativa. (F) Vista labial do enxerto composto (proporção 1:1 de auto-enxerto e ABBM) colocado. (G) Vista labial da colocação do próximo pino distobucal. (H) Vista labial mostrando a elasticidade da membrana. (I, J) Vista labial da colocação do pino mesiobucal. Note-se que a membrana está esticada. (K) Vista labial do passo seguinte, que é o passo push-up. O enxerto é posicionado na crista. Quando a membrana é empurrada para cima, o enxerto é fixado com 2 pinos de titânio adicionais. (L, M) Vista labial da membrana esticada e estabilizada. Note-se que o enxerto está completamente imobilizado, o que é verificado utilizando a pressão dos dedos ou a pressão de um instrumento. (N) Vista labial do fecho do retalho. (O) Vista oclusal do osso regenerado. Note-se o rebordo largo e agradável após uma cicatrização sem intercorrências aos 8 meses. (P) Vista oclusal de 3 implantes colocados. (Q) Radiografia periapical após 5 anos de seguimento, mostrando osso estável. ABBM, mineral ósseo bovino anorgânico. (De Urban I. Vertical and horizontal ridge augmentation: new perspectives.

Princípios biológicos

Foram descritos quatro princípios principais para alcançar o sucesso da RBC[148]

Princípios para conseguir uma regeneração óssea guiada bem sucedida

Principle	Purpose	Outcome
Primary wound closure	Enhance undisturbed healing via tension-free closure	Incision design and subperiosteal scoring incision
Angiogenesis	Provide nutrients and oxygen	Corticotomies
Space creation and maintenance	Provide space and prevent collapse	Intrinsic to membrane/bone filler
Stability of the wound clot	Blood clot formation	Primary wound closure

INDICAÇÕES E CONTRA-INDICAÇÕES

Indicações:

- Fenestração
- Deiscência
- Defeito ósseo horizontal
- Defeito ósseo vertical
- Defeitos ósseos verticais e horizontais combinados
- Defeito de peri-implantite circunferencial com 2 a 3 paredes
- Locais de extração com/sem colocação imediata de implantes

Contra-indicações:

- Fumar
- Doenças sistémicas não controladas
- Fraco controlo da placa bacteriana (>15% de placa bacteriana em toda a boca e índices de hemorragia)

- Rejeição do doente
- Incapacidade de efetuar o encerramento primário da ferida
- Incapacidade de estabilizar o enchimento ósseo e/ou a membrana de barreira
- Competências clínicas deficientes
- Defeitos de peri-implantite não contidos

ÁRVORE DE DECISÃO PARA O AUMENTO DA CRISTA VERTICAL:

Esta árvore de decisão baseia-se na elevação apicocoronal padrão para a colocação de um implante padrão de ≥ 8 mm. A seguinte árvore de decisão está dividida em três categorias: pequena ≤4 mm, média (4-6 mm) e grande≥ 6 mm. 2[18]

PEQUENA ELEVAÇÃO APICOCORONAL:

Para tratar pequenos defeitos verticais, a ROG pode ser efectuada para um ganho ósseo vertical médio de 3 mm. A ROG tem a vantagem de uma única cirurgia para aumentar o ganho de altura vertical do que o enxerto onlay, que necessita de uma segunda cirurgia, e a ROG também limita as complicações cirúrgicas. A maioria das abordagens é efectuada por fases. São utilizadas membranas de barreira absorvíveis ou não absorvíveis. No caso das membranas absorvíveis, é utilizada a sutura vertical periosteal em vez de parafusos de fixação. As membranas ou malhas de titânio não absorvíveis são adaptadas no aspeto vestibular para o contorno anatómico e também aumentam a estabilidade e o espaço, sendo também utilizados parafusos de fixação juntamente com as membranas. Os enxertos ósseos onlay, como o auto-enxerto, o aloenxerto e o xenoenxerto, são todos utilizados para aumentar o preenchimento ósseo vertical pequeno. Vários estudos avaliaram a utilização de enxerto autógeno e o DBBM pode ser ideal para a estabilidade do enxerto a longo prazo, devido à contração do osso autógeno.[129]

ELEVAÇÃO APICOCORONAL MÉDIA:

De acordo com o princípio PASS, o GBR é usado preferencialmente para tratar defeitos médios. A combinação de PTFE, DBBM e enxerto autógeno particulado foi utilizada para obter um ganho ósseo vertical de 5,45 mm com o mínimo de complicações.[130] Para pacientes com biótipo gengival fino, as membranas absorvíveis são preferíveis às não absorvíveis devido à tolerância dos tecidos. Os parafusos de fixação proporcionam espaço e estabilidade e também criam pontos de pressão que levam à exposição do retalho ou do osso, pelo que é provável que se utilizem membranas de PTFE (Tabela 1). A utilização de enxertos onlay produz apenas resultados consideráveis e apresenta elevadas taxas de complicações, mas a taxa de sobrevivência dos implantes é elevada.[131]

GRANDE ELEVAÇÃO APICOCORONAL:

Para defeitos verticais de grandes dimensões superiores a 6 mm, é necessário um aumento dos tecidos moles e duros, que tem uma duração mais longa de preenchimento ósseo, de 1 a 2 anos, e para defeitos verticais de grandes dimensões são preferidos implantes curtos devido à morbilidade da zona dadora.[132] Os GBR com estrutura de titânio não reabsorvível são os preferidos para grandes defeitos ósseos verticais.[133]

A osteogénese de distração é outra opção para tratar defeitos ósseos verticais grandes e graves, com um ganho de altura óssea vertical maior, em média 7,08 mm, com uma taxa de complicações mais elevada. As complicações incluem fratura, hipoestesia, falha do implante e problemas mecânicos. Apesar das suas complicações, a taxa de sobrevivência dos implantes é mais elevada.[128,133]

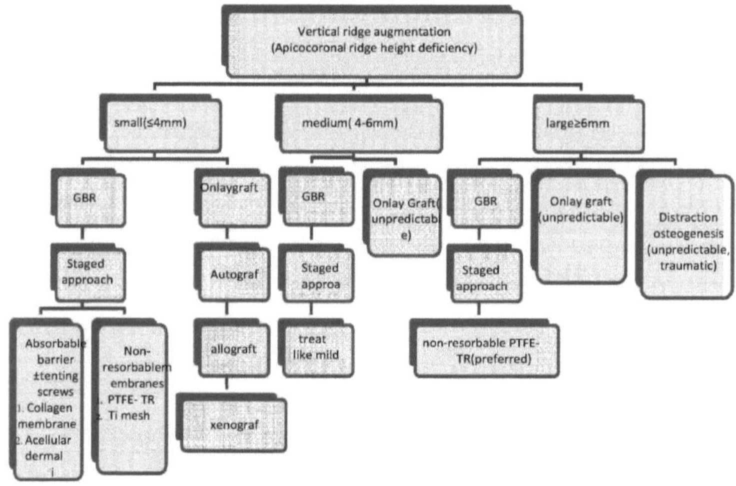

Fluxograma 2: Árvore de decisão para o aumento da crista vertical[128]

Fluxograma 2: Árvore de decisão para o aumento da crista vertical[128]

AUMENTO DE CRISTA COMBINADO

O defeito combinado, de acordo com Seibert, é um defeito de crista em altura e largura. Para todos os tipos de defeitos, o bloco de osso monocortical é o material de eleição para defeitos de crista localizados e generalizados. Com base no tamanho do defeito da crista, podem ser utilizadas várias combinações de técnicas de ROG.[140,141]

TÉCNICA DO BLOCO DE OSSO MONOCORTICAL:

É colocada uma incisão de libertação vertical e crestal, o retalho mucoperiosteal de espessura total é elevado e 2 mm palatino à crista através do defeito (Figura 19[2]). O enxerto ósseo onlay é obtido a partir do bordo inferior da mandíbula, medido e colocado de acordo com o tamanho real do defeito (Figura 19[3]). O enxerto ósseo onlay é colocado sobre o defeito para o ajuste real (Figura 19 [4, 5, 6]). Após a colocação do enxerto, a superfície do enxerto foi perfurada com broca redonda para fixação com mini-parafusos e suturada (Figura 19 [8,9]). Os retalhos são aproximados e a sutura é efectuada.[142]

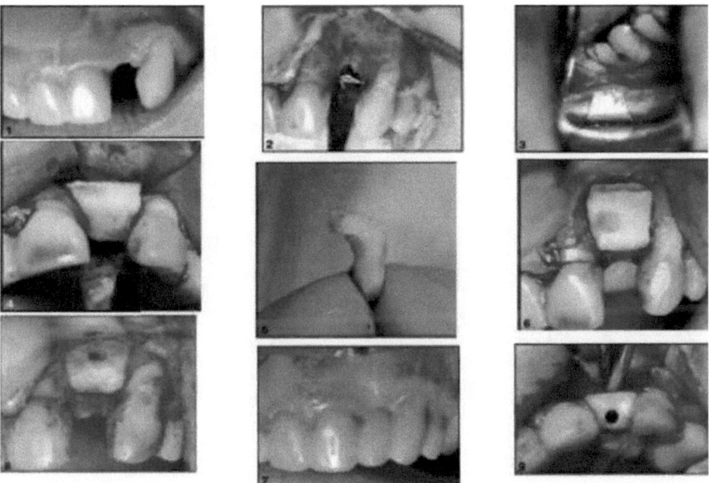

Figura 19: Aumento do rebordo vertical e horizontal. 1] Incisivo lateral superior esquerdo edêntulo2] O retalho mucoperiosteal de espessura total é elevado 3] Enxerto ósseo onlay obtido da margem inferior da mandíbula 4] O enxerto ósseo onlay é adaptado sobre o defeito, no aspeto oclusal 5] Enxerto ósseo onlay obtido do local doador 6] Vista bucal da adaptação do enxerto ao local recetor 8, 9] Furos perfurados para colocação de mini-parafusos tanto oclusal como bucalmente.

COMPLICAÇÕES APÓS PROCEDIMENTOS DE AUMENTO DO REBORDO ALVEOLAR

Os procedimentos de Preservação do Rebordo Alveolar (PCA) e Regeneração Óssea Guiada (ROG) têm sido indicados por rotina para, respetivamente, preservar e restaurar a arquitetura óssea alveolar após a perda de dentes.[149] Tal como definido no Glossário de Termos Periodontais, a ROG é um procedimento cirúrgico com o objetivo de aumentar o volume ósseo em áreas edêntulas ou peri-implantares utilizando uma membrana de barreira, frequentemente em conjunto com materiais de enxerto ósseo e/ou biológicos.[150] O resultado esperado desta intervenção cirúrgica é a disponibilidade de um volume ósseo adequado para a colocação ideal do implante, facilitando o fabrico de uma restauração dentária estética e funcionalmente aceitável.[149,151,152] Embora a ROG vise a regeneração/aumento ósseo nas direcções lateral, vertical ou em ambas, o procedimento também afecta o fenótipo do tecido gengival, com alterações pós-operatórias documentadas na espessura gengival e na largura do tecido queratinizado.[157] Para além disso, a formação de novo osso dentro do volume de tecido aumentado pode ser limitada e nem sempre é previsível.[160,161]

Isto significa que podem ser necessários procedimentos destinados a aumentar a quantidade de tecido mole ou a melhorar a qualidade do tecido mole no decurso da restauração das dimensões perdidas do rebordo. Procedimento de aumento do rebordo alveolar (RAP), definido como um procedimento concebido para corrigir um rebordo alveolar deformado,[150] é um termo mais amplo e frequentemente utilizado na literatura atual.[162] O RAP pode incluir tanto procedimentos de aumento de tecido mole como de tecido duro. Em geral, e especialmente no contexto da terapia com implantes dentários, estes procedimentos requerem a utilização de múltiplos biomateriais, incluindo material de enxerto ósseo juntamente com uma membrana de barreira.[163,164] Embora sejam cruciais para o sucesso da RAP, estes biomateriais podem apresentar limitações inerentes à regeneração óssea e podem também levar a complicações específicas do material. Para ultrapassar algumas das limitações e complicações dependentes dos biomateriais, foram introduzidas nos últimos anos várias modalidades cirúrgicas diferentes.[165,166,167] Dada a complexidade técnica das técnicas de RAP, não é de estranhar que sejam frequentes as complicações pós-operatórias, quer relacionadas estritamente com as manipulações tecidulares associadas, quer com os biomateriais aplicados.[172,173,174]

Complicações dos procedimentos de aumento do rebordo

Complicações relacionadas com os tecidos moles

- Deiscência da ferida
- □ Menor/maior
- Necrose do retalho
- Hemorragia
- Petéquias/equimoses
- Formação de hematoma
- Edema/inchaço
- Abcesso
- Infeção
- □ Sinusite
- □ Formação de fístulas
- Redução da profundidade vestibular
- Perda de tecido queratinizado

Complicações relacionadas com o tecido duro

- Danos na raiz do dente
- Lesão da parede do seio
- Necrose óssea
- □ Osteomielite
- Não regeneração de um volume ósseo adequado
- Fratura mandibular

Complicações neurosensoriais

- Parestesia/perturbações sensoriais
- Dor/desconforto grave

Complicações relacionadas com o material

- Exposição da membrana

□ Precoce/tardio

• Complicações da fixação da membrana

□ Perda de fixação da membrana

□ Fratura de dispositivos de fixação

□ Deslocação de dispositivos de fixação

□ Deglutição de dispositivos de fixação

• Exposição do material de enxerto/dispositivo de fixação

• Infeção do material de enxerto

• Perda de material de enxerto

• Perda de sutura

• Reação não alérgica dos tecidos aos materiais (membrana, enxerto, dispositivos de fixação, suturas)

• Reação alérgica a materiais (membrana, enxerto, dispositivos de fixação, suturas)

Outras complicações

• Trismo/limitações da abertura da boca

• Dificuldades de mastigação

• Complicações relacionadas com medicamentos sujeitos a receita médica

• Complicações estéticas

COMPLICAÇÕES POR TIPO DE TECIDO

Complicações dos tecidos moles

Os tecidos moles manipulados durante a RAP são a fonte e o local mais comuns de complicações pós-operatórias. Em particular, a deiscência ou abertura da ferida durante as fases iniciais da cicatrização é a complicação mais prevalente e pode persistir durante semanas, dependendo da abordagem cirúrgica (Figuras 20 e 21). [173,174] A prevalência da deiscência da ferida é proporcional à extensão da área tratada (tamanho da ferida) e ao nível de avanço do retalho.[172,176] É também mais comum quando a RAP é efectuada em combinação com barreiras não reabsorvíveis, como a membrana de politetrafluoroetileno (PTFE) ou a malha de titânio.[177] Num estudo recente de RAP após extração dentária, a prevalência e o tamanho da abertura da ferida aumentaram com o tempo após o procedimento, e a deiscência da ferida influenciou o inchaço pós-operatório.[178] Estas complicações estão associadas à discrepância muitas vezes significativa entre a quantidade de tecido mole existente (pré-operatório) e o tecido mole necessário para acomodar (cobrir) a área do rebordo aumentado, juntamente com a dificuldade encontrada em algumas áreas para preparar retalhos verdadeiramente passivos. Se o avanço do retalho e as incisões de libertação periosteal puderem ser evitados, uma abordagem que é possível com a utilização de matrizes de sutura concebidas e fabricadas para permanecerem expostas na cavidade oral, então é possível minimizar ou evitar algumas destas complicações. [179,180,181] A necrose ligeira ou significativa do retalho durante as fases iniciais da cicatrização (Figura 22) pode estar relacionada com manipulações extensas e traumáticas dos tecidos, tensão do retalho, incisões de libertação periosteal e distensão dos tecidos devido aos materiais de enxerto adicionados e ao inchaço pós-operatório. Em geral, isto deve-se ao comprometimento da irrigação sanguínea do retalho. Limita-se maioritariamente ao aspeto marginal (incisão crestal) do retalho[172,176,178] (Figura 23).

No entanto, também pode levar à perda de tecido queratinizado (largura da gengiva aderida), embora esta complicação também possa ocorrer na ausência de necrose do retalho[165,178] (Figura 24). A aplicação de técnicas em que se evita o avanço do retalho e incisões de liberação periosteal, além do uso de membranas de barreira que podem ficar expostas ao meio bucal, permite uma melhor preservação das dimensões do tecido queratinizado.[179,180,181] Além disso, a formação de cicatrizes ou de aderências fibrosas pode também desenvolver-se após a RAP.[165,166] Podem ocorrer infecções pós-operatórias que podem levar à formação de abcessos ou exsudado purulento. [166,172,173,174] Em casos mais raros, pode também ocorrer a formação de fístulas com comunicação com o ambiente extra-oral. [182]As complicações relacionadas com os tecidos moles acima referidas podem ser observadas com maior frequência quando o fenótipo dos tecidos pré-cirúrgicos é fino.[183,184] Com base na literatura, o valor limite para descrever a gengiva fina é <1 mm de espessura ou a cor da sonda metálica a aparecer através da gengiva.[185] Esta classificação é geralmente utilizada para descrever a gengiva à volta dos dentes naturais e foi modificada para os rebordos edêntulos e à volta das restaurações suportadas por implantes.[186] O tecido queratinizado da mucosa oral tem uma importância multifuncional, incluindo a proteção contra traumas mecânicos e a manutenção do espaço vestibular profundo. O fenótipo gengival espesso, ou seja, gengiva com maior espessura (>1 mm) e largura de tecido queratinizado (≥2 mm),[187] tem sido crítico para o sucesso dos procedimentos de regeneração/aumentação óssea guiada, principalmente por evitar a exposição da membrana de barreira e/ou complicações como o desenvolvimento de abcesso (gumboil) correspondente à localização dos parafusos de fixação indicados para estabilizar uma membrana de barreira (Figura 25).[157,188] A falta de largura do tecido queratinizado pode ser resolvida através de procedimentos de modificação do fenótipo, como o enxerto gengival livre, antes do procedimento de aumento do rebordo (ver secção abaixo sobre modificação do fenótipo). Outras complicações comuns dos tecidos moles após o PAR estão relacionadas com o extravasamento de sangue e incluem o desenvolvimento de hemorragia, hematomas e petéquias/equimoses[168,176] (Figura 26).

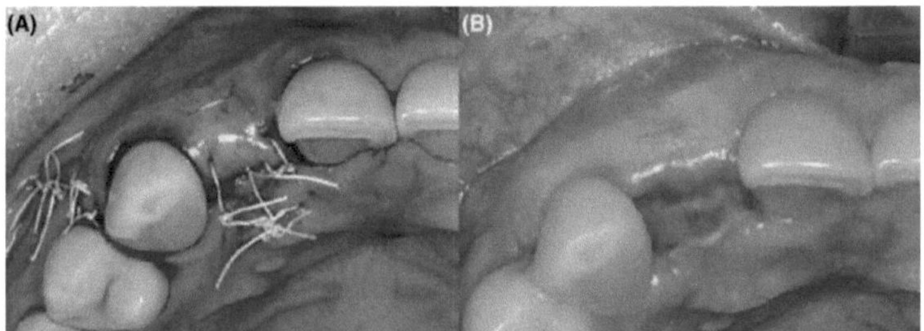

Figura 20: Deiscência precoce da ferida após a aplicação de uma membrana reabsorvível. Aspeto clínico no final da cirurgia (A) e 10 dias de pós-operatório (B).

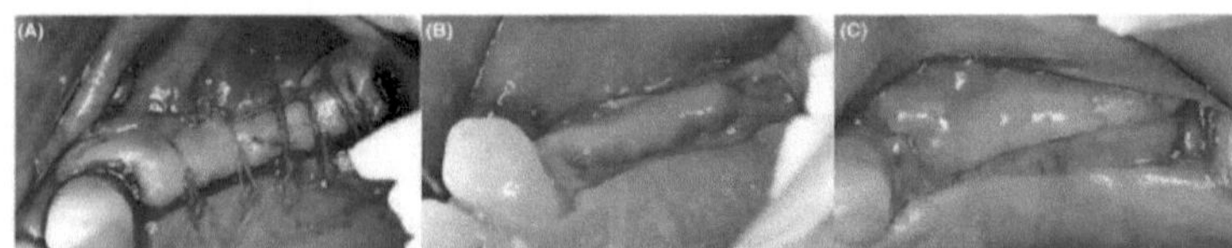

Figura 21: Deiscência precoce da ferida após a aplicação de uma membrana reabsorvível. Aspeto clínico no final da cirurgia (A) e aos 7 (B) e 14 dias de pós-operatório (C). Comparar com a Figura 20, onde a extensão da área tratada era muito mais limitada (tamanho da ferida mais pequeno).

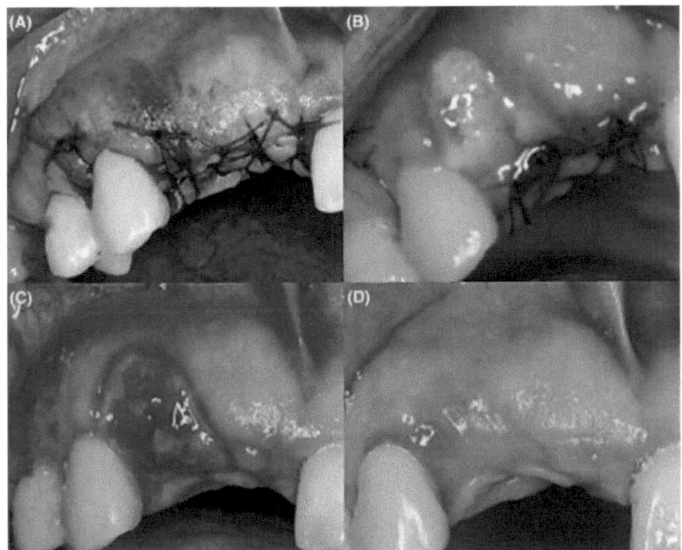

Figura 22: Necrose precoce do retalho e cicatrização. Aspeto clínico no final da cirurgia (A), 10 dias (B), 3 semanas (C) e 3 meses (D) de pós-operatório. Notar sinais de trauma cirúrgico mesial ao canino (A), área correspondente de necrose superficial (B) e cicatrização progressiva da ferida (C, D). Notar também a ausência de exposição da membrana.

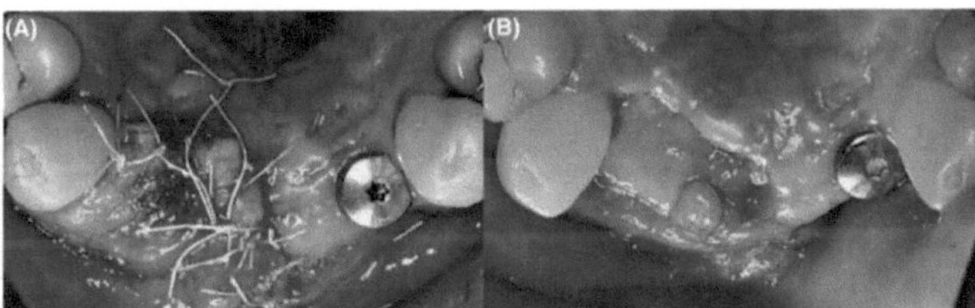

Figura 23: Necrose precoce do retalho. Aspeto clínico no final da cirurgia (A) e 3 semanas (B) de pós-operatório. Notar sinais de trauma cirúrgico mesial ao canino (A) e área correspondente de necrose da superfície e exposição da membrana reabsorvível (B)

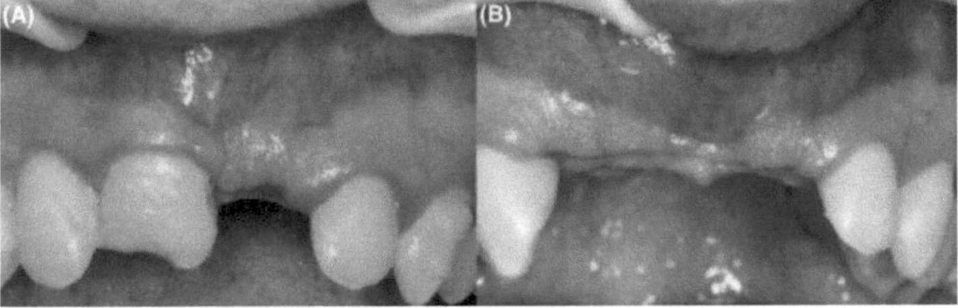

Figura 24: Perda da largura do tecido queratinizado e avanço coronal da junção mucogengival. Aspeto clínico antes da extração dentária e da cirurgia de aumento do rebordo (A) e às 6 semanas (B) de pós-operatório. Note-se a redução da largura do tecido queratinizado no incisivo lateral esquerdo, na ausência de qualquer deiscência da ferida ou outra complicação dos tecidos moles.

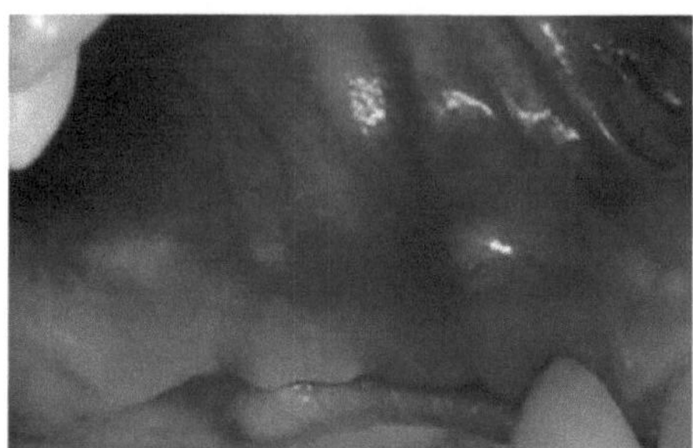

Figura 25 Proeminência do parafuso de fixação, com 1 mês de pós-operatório

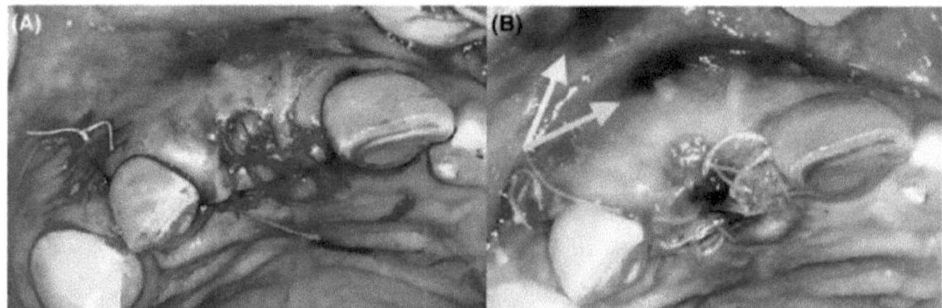

Figura 26 : Hematoma pós-operatório precoce. Aspeto clínico no final da cirurgia (A) e com 1 semana de pós-operatório (B). A seta branca aponta para o hematoma formado no aspeto interno do lábio, a seta amarela aponta para o hematoma na mucosa alveolar. Notar também pequena deiscência da ferida ao longo da linha de incisão crestal.

Complicações do tecido duro

Os defeitos do rebordo que não possuem tábua óssea vestibular são geralmente descritos como defeitos do rebordo não contidos.[193,194] Podem ser deficiências do rebordo na direção horizontal (vestibular-lingual), deficiências na direção vertical (apical-coronal) ou defeitos do tipo combinado que apresentam deficiências dimensionais em ambas as direcções.[195,196] Em comparação com um defeito de rebordo autónomo que está rodeado por quatro paredes ósseas (exemplo: alvéolo alveolar), os defeitos de rebordo não autónomos requerem manipulações cirúrgicas adicionais, como a decorticação das paredes ósseas existentes, a colocação e fixação de uma membrana de barreira sob o retalho antes do enxerto ósseo e, potencialmente, a utilização de parafusos de fixação para criar e manter o espaço durante a cicatrização. [194,195,197] Além disso, a necessidade de membranas de barreira não reabsorvíveis é mais crucial no tratamento destes tipos de defeitos para criar e manter o espaço.[198] Assim, foram registadas taxas mais elevadas de complicações pós-RAP com defeitos de crista de grandes dimensões não contidos. Estas estão geralmente relacionadas com a perda de manutenção do espaço por uma membrana de barreira e/ou um parafuso de fixação que se solta sob o retalho, e com o deslocamento do enxerto ósseo devido ao movimento da membrana de barreira.[199] A regeneração óssea inadequada pode também dever-se à falta de angiogénese, especialmente em profundidade no núcleo e/ou na camada externa do volume enxertado.[200] Isto, por sua vez, pode causar um aumento de volume não esperado (Figura 27), sem causar muito desconforto durante a cicatrização.[201] Da mesma forma, também foi registada a deslocação do volume ósseo aumentado no momento da colocação do implante devido à falta de integração completa com o osso pré-existente.[202] Além disso, pode observar-se infeção pós-RAP devido à deslocação do enxerto ósseo, membrana de barreira ou parafuso de fixação soltos e/ou tecidos infectados residuais de dentes extraídos.[172,173,182] Estas complicações dos tecidos duros são geralmente coexistentes com complicações relacionadas com os tecidos moles (por exemplo, necrose do retalho, abertura da ferida e/ou deiscência juntamente com infeção).

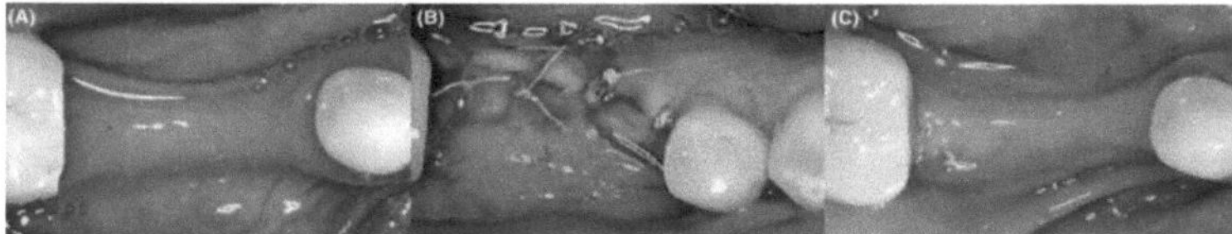

**Figura 27 : Falha de regeneração óssea. Apresentação clínica antes do tratamento (A), aquando da cirurgia
conclusão (B), e 6 meses de pós-operatório (C).**

Complicações do tecido nervoso

Qualquer manipulação cirúrgica dos tecidos e, ocasionalmente, até mesmo a simples aplicação de anestesia local, pode levar a complicações neurosensoriais, incluindo dor e/ou parestesia ou outros distúrbios sensoriais, como o aumento da sensibilidade dos dentes adjacentes.[203] A dor é frequentemente referida pelos doentes durante os primeiros dias do pós-operatório, mas pode persistir durante as primeiras semanas.[178,184,195,196] Evidências recentes indicam que tanto a abertura da ferida como a duração da cirurgia afectam a dor pós-operatória ao fim de 1 semana. [178] A dor pós-operatória após a ROG tem um impacto negativo na qualidade de vida dos pacientes.[178] Quando nervos específicos são afetados durante um procedimento de ROG, os mais prováveis de serem lesados são os nervos que podem ser prontamente acessados durante a elevação extensa do retalho e/ou liberação periosteal, por exemplo, o nervo mental, o nervo infraorbital e o nervo lingual. [177,205,206] A elevação cuidadosa do retalho e a técnica de libertação periosteal adequada, incluindo o desenho apropriado da incisão, minimizam o risco de traumatismo destes nervos.[206]

COMPLICAÇÕES FUNCIONAIS E ESTÉTICAS

Complicações funcionais

Para além da dor e do inchaço pós-RAP, foram relatadas na literatura algumas complicações funcionais relacionadas com distúrbios da articulação temporomandibular e dificuldade na abertura da boca, bem como nas funções mastigatórias e fonéticas.[175,178,211] O desconforto/contra-indicações do uso de restaurações temporárias removíveis após RAP de grandes dimensões também é observado rotineiramente.[212] Embora uma técnica cirúrgica adequada, um traumatismo tecidular mínimo e regimes de prescrição pós-operatória adequados possam ajudar a reduzir a ocorrência, a gravidade e o impacto destas complicações funcionais, é pouco provável que tais medidas eliminem completamente as dificuldades mastigatórias e fonéticas pós-operatórias. Consequentemente, os pacientes devem ser adequadamente informados sobre a possibilidade de sofrerem essas limitações funcionais durante o período pós-operatório.

Complicações estéticas

As complicações dos tecidos moles e duros, tal como referido anteriormente, especialmente as relacionadas com a quantidade e qualidade deficientes dos tecidos, podem levar a complicações estéticas, mesmo que não impeçam a colocação do implante. Por exemplo, o encurtamento vestibular e o concomitante posicionamento coronal da junção mucogengival podem comprometer a estética. (Figura 28). Os fracos resultados da regeneração óssea, ou seja, as complicações dos tecidos duros, na zona estética podem levar a complicações estéticas devido ao facto de garantirem o posicionamento comprometido do implante. Os retalhos grandes podem resultar numa retenção e/ou reconstrução comprometida da papila interdentária/interimplantar. Estas complicações estéticas podem não se tornar evidentes até ao início do fabrico da prótese ou mesmo após a conclusão da fase de restauração da terapia com implantes. O impacto das complicações estéticas acima mencionadas irá variar consoante o paciente, dependendo da altura da linha do sorriso e das preocupações estéticas do paciente. Tal como acontece com as complicações funcionais analisadas acima, os pacientes devem ser adequadamente informados sobre o potencial de enfrentarem estes compromissos estéticos como resultado do procedimento e dos seus resultados.[212]

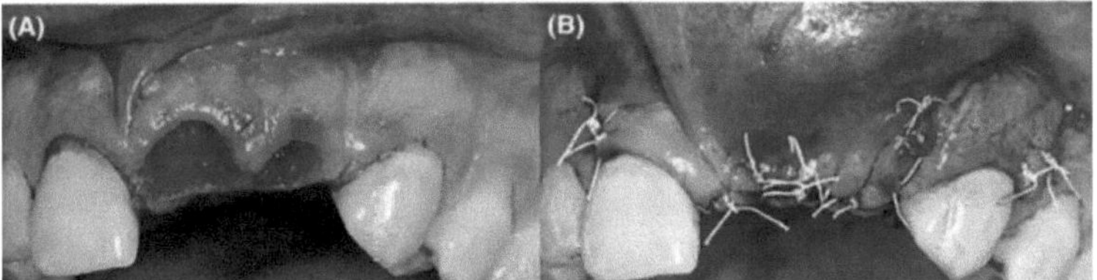

Figura 28: Encurtamento vestibular e avanço coronal da junção mucogengival, comprometendo a estética. Aspeto clínico após a extração do dente e antes da elevação do retalho (A), e no final da cirurgia (B).

COMPLICAÇÕES POR HORA DE OCORRÊNCIA

Complicações cirúrgicas (no momento da cirurgia)

Em geral, o controlo das infecções periodontais/peri-apicais é um pré-requisito para a realização de qualquer procedimento regenerativo. No entanto, isto nem sempre é possível quando existe uma indicação para RAP imediatamente após a extração do dente, devido a preocupações com o colapso da placa vestibular remanescente.[214] No entanto, os tecidos moles e/ou duros gravemente infectados podem representar uma grande limitação à realização de RAP imediatamente após a extração do dente.[215] A proximidade de marcos anatómicos importantes, tais como o pavimento do seio maxilar, o pavimento da cavidade nasal, o canal incisivo ou mandibular proeminente, etc., durante a extração do dente/raiz, a degranulação e a decorticação, e mesmo durante a fixação do parafuso, pode ser um obstáculo à realização de RAP, durante a extração do dente/raiz, a desgranulação e a decorticação, e mesmo durante a colocação do parafuso de fixação, pode resultar na violação destas estruturas, o que pode induzir danos que resultam em complicações vasculares e/ou neurosensoriais intra-operatórias.[206,216] Além disso, estas complicações intra-operatórias e/ou a simples abertura e comunicação com estes espaços/estruturas anatómicas podem obrigar a abortar a fase de enxerto ósseo do procedimento.[217]

As falhas do biomaterial, por exemplo, a fratura do parafuso de fixação, também podem ocorrer durante o procedimento cirúrgico (Figura 29). A presença de um vestíbulo raso, frequentemente resultado de perda óssea grave e colapso do rebordo alveolar, cria uma limitação importante para os procedimentos de aumento do rebordo devido à altura limitada do rebordo disponível para estabilizar a membrana de barreira e o enxerto ósseo.[192] A falta de tecido queratinizado e a frouxidão/mobilidade da mucosa da bochecha criam desafios adicionais durante a cirurgia e podem levar a complicações em termos de acesso e estabilidade dos biomateriais regenerativos e/ou retalhos.[192] À medida que as dimensões da crista diminuem devido à reabsorção óssea, a qualidade do osso também está a mudar, caracterizando-se pela perda de osso trabecular e pelo aumento desproporcional do osso cortical, especialmente na mandíbula.[218] Esse fato, por si só, pode causar algumas complicações, como limitação do suprimento sanguíneo, apesar da decorticação, e maior dificuldade de inserção de dispositivos de fixação. Mais comum em sítios maxilares, a presença de osso mole pode tornar a estabilização de parafusos de fixação ou de tenting um desafio, se não impossível.[219] Como mencionado anteriormente, ao cobrir as complicações relacionadas com os tecidos moles, o encerramento da ferida desempenha um papel crucial nos resultados bem sucedidos da RAP, especialmente quando são indicadas membranas de barreira não reabsorvíveis.[157,172,199] No entanto, nem sempre é possível obter um encerramento primário da ferida sem tensão, dependendo da gravidade do colapso do rebordo e da falta de tecidos gengivais espessos.[172] Os esforços e abordagens adicionais utilizados para conseguir uma libertação adequada do retalho podem traumatizar significativamente o fornecimento de sangue do retalho e/ou resultar na formação de hemorragia/hematoma excessivo sob o retalho.[172,173,174]

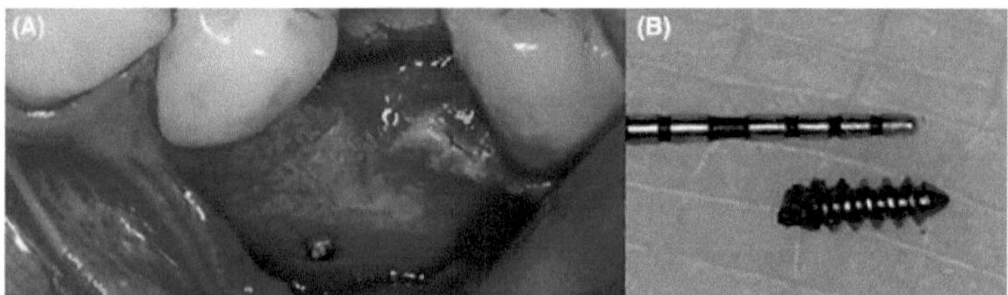

Figura 29: Fratura intra-operatória do parafuso de fixação (A). O parafuso partido foi recuperado (B) e substituído.

Complicações pós-operatórias precoces (durante 1 a 4 semanas)

As complicações pós-operatórias precoces, especialmente as dos tecidos moles, tendem a ter mais impacto do que as complicações tardias. A abertura da ferida é a principal complicação de cicatrização precoce registada após procedimentos de aumento do rebordo alveolar.[175] Assumindo um avanço adequado do retalho e a obtenção de um encerramento primário, esta complicação ocorre principalmente devido a edema pós-operatório e/ou afrouxamento da sutura.[176] Os pacientes podem referir algum desconforto e dor, especialmente se sentirem um inchaço significativo.[178,211] O edema também pode induzir a formação de espaço entre o retalho e a membrana de barreira e/ou o enxerto ósseo. Isto, por sua vez, pode causar um aumento da resposta inflamatória e supuração.[220] Se a abertura da ferida for grande, os doentes podem desenvolver uma infeção. Esta, por sua vez, pode induzir o afrouxamento da membrana protetora e a deslocação do enxerto.[173,174,175] A exposição da ferida também provoca uma reabsorção mais rápida da membrana protetora quando são utilizadas membranas reabsorvíveis e aumenta a probabilidade de contaminação quando são utilizadas membranas não reabsorvíveis[221] (Figuras 30 e 31). Em alguns casos, a abertura da ferida não causa infeção, mas a membrana de barreira pode não funcionar bem como barreira contra a migração epitelial devido à exposição[173,174,175] (Figura 31). Isto, por sua vez, provoca o encapsulamento do material de enxerto ósseo por tecido de granulação recém-formado e/ou migração de partículas de enxerto para os tecidos moles.[173,174,175] O uso de uma restauração provisória amovível pode induzir a abertura precoce da ferida.[213,222] Mesmo na ausência de exposição da ferida, uma restauração provisória amovível afecta negativamente os resultados do aumento do rebordo alveolar devido a movimentos laterais, pressão e/ou fricção do rebordo vestibular nos locais enxertados, o que pode resultar na deslocação do material enxertado.[222,223] As complicações dos tecidos moles da RAP acima mencionadas, relacionadas com o extravasamento de sangue (hemorragia, hematomas e equimoses petequiais),[168,175] , bem como o edema e a tumefação frequentemente referidos,[168,171,184] são também complicações pós-operatórias precoces comuns, que se manifestam nos primeiros dias e semanas após o procedimento

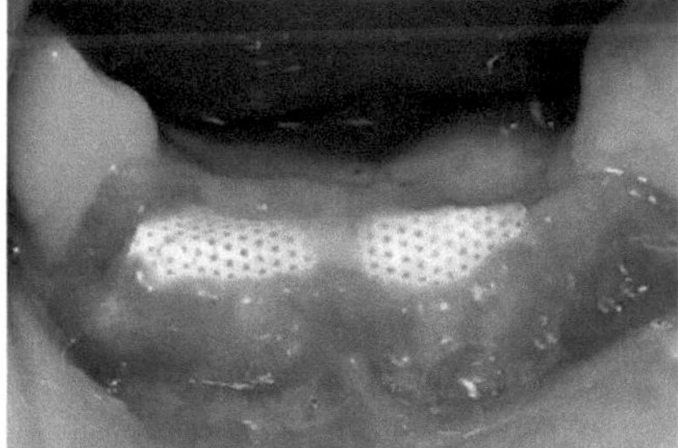

Figura 30: Deiscência precoce da ferida e exposição da membrana não reabsorvível (politetrafluoroetileno). Aspeto clínico às 4 semanas de pós-operatório

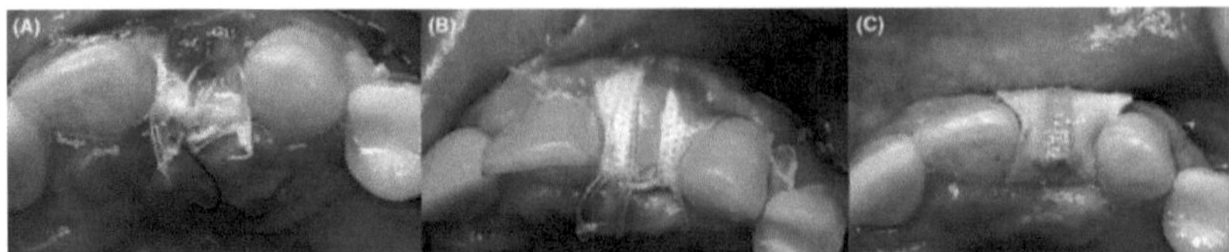

Figura 31 : Exposição precoce da membrana reforçada com titânio e progressão ao longo do tempo. Aspeto clínico aos 5 dias (A), 2 semanas (B) e 7 semanas de pós-operatório (C). Note-se o aumento progressivo da exposição da membrana e a acumulação evidente de biofilme dentário na membrana na semana 7 (C).

Complicações pós-operatórias tardias (4 semanas após a colocação do implante)

Os resultados da RAP nem sempre são previsíveis devido a possíveis complicações tardias que são clinicamente difíceis de detetar num momento anterior e que acabam por ser identificadas na colocação do implante. Está bem estabelecido que o aumento do rebordo numa direção vertical é menos previsível do que numa direção horizontal.[224,225,226] Isto deve-se principalmente às limitações dos materiais de suporte existentes e à falta de angiogénese a distâncias afastadas da superfície do osso hospedeiro (núcleo central e camada externa do volume total do enxerto).[227] Estas complicações tardias podem ser devidas à mobilidade do enxerto, resultante do afrouxamento dos parafusos de fixação, das suturas de estabilização e/ou da migração dos parafusos de fixação, e também possivelmente devido à exclusão incompleta dos tecidos moles pela membrana de barreira. Uma das principais complicações tardias relatadas em alguns estudos é a falta de integração entre o volume ósseo regenerado e a superfície óssea do hospedeiro; embora o aumento do rebordo possa ser considerado bem sucedido, com base no volume aumentado, a porção regenerada pode deslocar-se da superfície óssea do hospedeiro durante a ostectomia e/ou o procedimento de osteocondensação utilizado para preparar o local do implante.[175] Para além das complicações tardias relacionadas com os tecidos duros, os defeitos dos tecidos moles podem desenvolver-se tardiamente, após a abertura da ferida durante a cicatrização da ferida pós-RAP. Assim, a abertura da ferida, a principal complicação precoce da RAP, afecta negativamente os resultados dos tecidos duros e moles do aumento do rebordo alveolar, ou seja, pode reduzir o volume regenerado e pode causar defeitos significativos nos tecidos moles (perda de gengiva aderida/queratinizada, perda de profundidade vestibular, cicatrizes, etc.).[172,173,174] No entanto, mesmo na ausência de abertura da ferida, são possíveis complicações tardias dos tecidos moles, tais como reacções aos materiais utilizados (Figura 32). Quando ocorrem na zona estética, muitas das complicações abordadas nos parágrafos anteriores também podem levar a complicações estéticas que podem comprometer o resultado final, após a conclusão da fase de tratamento restaurador, mesmo que, ou especialmente quando, a colocação do implante seja possível sem intervenções adicionais.[228]

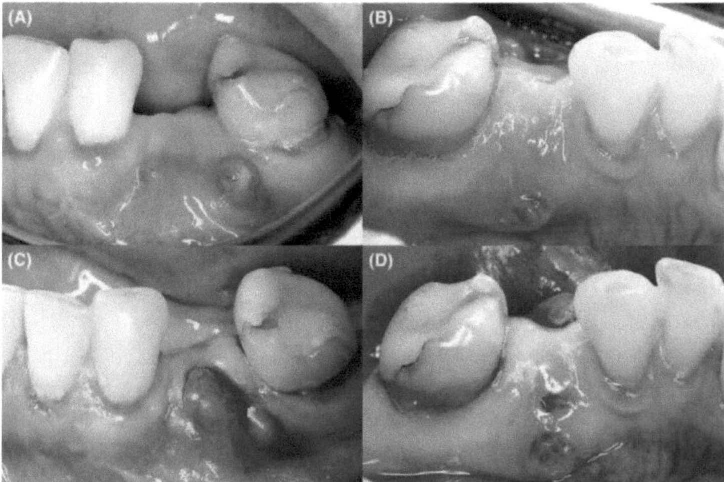

Figura 32 Complicações tardias dos tecidos moles na ausência de deiscência precoce da ferida. Aspeto clínico da face vestibular (A) e lingual (B) 3,5 meses após a utilização de osso autólogo, membrana não reabsorvível e dois parafusos de fixação colocados na face vestibular. O paciente encontrava-se assintomático e o exsudado provocado pela tentativa de drenagem das lesões era mínimo ou inexistente. As mesmas lesões de tecido de granulação permaneciam na face vestibular (C) e lingual (D) aos 5 meses de pós-operatório, quando o paciente se apresentou para remoção da membrana.

COMPLICAÇÕES POR TIPO DE BIOMATERIAL

Materiais de enxerto ósseo

Atualmente, estão disponíveis vários substitutos de enxertos ósseos em forma de partículas. Os aloenxertos e xenoenxertos podem ser utilizados como um único material de eleição, ou podem ser misturados com autoenxertos e/ou entre si, bem como com vários produtos biológicos. Independentemente do tipo de material de enxerto ósseo, duas das principais preocupações em relação aos materiais de enxerto ósseo e à sua utilização no PAR são a falta de osteogénese e a perda de material durante a cicatrização.[171,229] Os aloenxertos e xenoenxertos são principalmente de natureza osteocondutora (o osso cresce na superfície existente sem que o próprio material se transforme em osso [osteogénese] e/ou sem qualquer capacidade de indução para recrutar e estimular células imaturas [osteoindução].[23] 0 Por este motivo, este material de enxerto pode soltar-se durante a cicatrização.[175,17] 6 Do mesmo modo, e especialmente no tratamento de defeitos de grandes dimensões, uma parte significativa destes enxertos permanece como material de enxerto residual incorporado no novo osso aumentado. Não existe informação suficiente disponível sobre o comportamento/manutenção a longo prazo destas partículas residuais no interior do rebordo aumentado e/ou na interface do implante e do osso regenerado.

Evidências recentes sugerem que, em alguns pacientes (<10% dos que receberam os materiais), certos aloenxertos ósseos podem provocar respostas imunológicas, que foram detectadas 4 meses após a cirurgia; os pacientes que desenvolveram reacções positivas após o procedimento de enxerto apresentaram níveis significativamente aumentados de IL-1 α, IL-1 β e TNF-α em biópsias, atraso na cicatrização da ferida após o procedimento de enxerto e maior reabsorção do material enxertado, o que foi confirmado no momento da colocação do implante.[232] Apesar de estes doentes terem necessitado de um aumento horizontal adicional aquando da colocação do implante, não apresentaram outras diferenças clínicas em relação aos restantes doentes; os resultados do estudo também levantaram a possibilidade de os enxertos preparados a partir de múltiplos dadores poderem ter maior probabilidade de resultar em tal incompatibilidade imunológica do que os enxertos preparados a partir de um único dador.[232] Foi também referido que os enxertos ósseos, quando em contacto com os nervos principais, podem atuar como irritantes e levar a complicações neurosensoriais.[233]

Membranas de barreira

As membranas de barreira utilizadas no RAP foram concebidas para estabilizar o enxerto ósseo particulado e criar/manter o espaço durante a fase de cicatrização, excluindo simultaneamente o tecido conjuntivo gengival e o epitélio do local.[164] No entanto, ficam frequentemente expostos devido à abertura da ferida e à deiscência de tecidos moles.[175] Isto pode ocorrer tanto com membranas reabsorvíveis como com membranas não reabsorvíveis.[172,173,174] Entre as diferentes membranas de barreira disponíveis, as membranas reabsorvíveis reticuladas, tal como as membranas não reabsorvíveis, são mais estáveis na sua forma (ou seja, tendem a manter a sua forma original) e, por conseguinte, mais susceptíveis de resultar em exposição, especialmente quando os tecidos sobrejacentes são finos. O contorno adequado da membrana (por exemplo, o corte para evitar ângulos agudos) e a fixação ajudarão a minimizar a perfuração do retalho por essas membranas. Quando uma membrana reabsorvível é exposta, a sua taxa de reabsorção é tipicamente mais rápida, não permitindo assim tempo suficiente para uma cicatrização óssea completa, sendo habitualmente observado o colapso do espaço.[176,198] Quando uma membrana não reabsorvível é exposta, o risco de infeção, devido à contaminação bacteriana, é maior.[174,176,234]

A gestão das membranas não reabsorvíveis expostas varia consoante o nível de exposição (pequena, ou seja, ≤3 mm, ou grande, >3 mm), o estado clínico dos tecidos moles sobrejacentes (ausência ou presença de exsudado purulento) e do enxerto ósseo subjacente (presença ou ausência de infeção), e o momento da exposição (precoce ou tardia).[174] Os parâmetros acima referidos ditarão o tratamento preferido, que pode variar desde medidas simples (enxaguamento ou gel antimicrobiano, monitorização semanal e desbridamento profissional, e remoção às 6-8 semanas ou mais tarde) até abordagens mais agressivas (prescrição de antibióticos e remoção imediata da membrana, remoção do enxerto ósseo).[174]

As reacções dos tecidos moles após a exposição de uma membrana reabsorvível tendem a ser menores em comparação com as reacções dos tecidos após a exposição de uma membrana não reabsorvível, no mesmo momento pós-operatório. No entanto, revisões sistemáticas recentes indicam que, quando se efectua um aumento horizontal do rebordo, não existe uma associação estatisticamente significativa entre a incidência de uma complicação específica e o tipo (reabsorvível ou não reabsorvível) de membrana utilizado, enquanto que, quando se efectua um aumento vertical do rebordo, a incidência de complicações de cicatrização (exposição da membrana) é maior para as membranas reabsorvíveis.[176,235] Estes resultados sugerem que as complicações associadas às membranas de barreira dependem tanto da natureza do material (reabsorvível ou não reabsorvível) como do tipo de defeito/procedimento em que são utilizadas. Da mesma forma, a acumulação de fluido extracelular sob a membrana de barreira pode causar a sua deslocação. Assim, a perda do enxerto e o colapso do espaço são rotineiramente observados. [176,177]Assim, as membranas de barreira não reabsorvíveis expostas têm de ser removidas mais cedo do que na altura ideal de cicatrização.[176,177] As complicações associadas às membranas não reabsorvíveis diferem consoante o tipo de material; as complicações que se seguem à exposição de membranas de PTFE expandido (e-PTFE) (com ou sem reforço de titânio) tendem a ser mais significativas e mais difíceis de gerir do que as que se seguem à exposição de membranas de PTFE denso (d-PTFE). Tal como referido anteriormente, a deiscência da ferida é mais comum quando são utilizadas barreiras não reabsorvíveis, tais como membranas de PTFE ou malhas de titânio[177] (Figuras 33 e 34). Além disso, podem surgir cicatrizes e defeitos nos tecidos moles devido à exposição da membrana da barreira não reabsorvível[177,183] , o que pode exigir várias cirurgias corretivas dos tecidos moles antes de uma segunda tentativa de RAP.[172,177] Entre as barreiras reabsorvíveis, as matrizes reticuladas são, em geral, mais capazes de suportar a exposição à cavidade oral do que as não reticuladas; assim, podem ser deixadas intencionalmente expostas quando a abordagem cirúrgica visa minimizar o avanço do retalho (ver secção acima sobre complicações dos tecidos moles).[181]

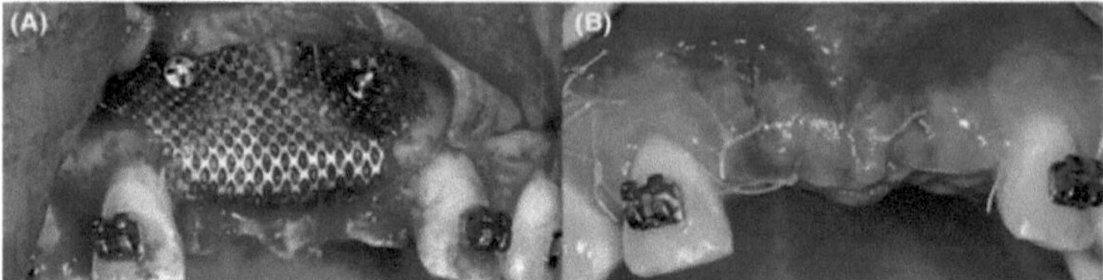

Figura 33 Exposição precoce da malha de titânio. Aspeto clínico durante a colocação (A) e às 3 semanas (B) de pós-operatório.

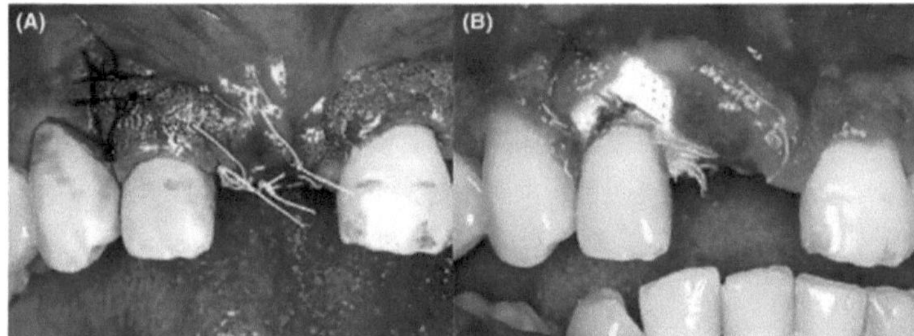

Figura 34 Deiscência precoce da ferida e exposição da membrana não reabsorvível (politetrafluoroetileno). Aspeto clínico no final da cirurgia (A) e às 3 semanas de pós-operatório (B).

Parafusos de fixação/tentação

Como mencionado anteriormente, pode ocorrer fratura do parafuso durante a colocação, especialmente em osso cortical denso (Figura 29). Durante a cicatrização, os parafusos de fixação podem tornar-se proeminentes e causar desconforto (Figura 25). Podem também penetrar no tecido mole e ficar expostos (Figura 35).

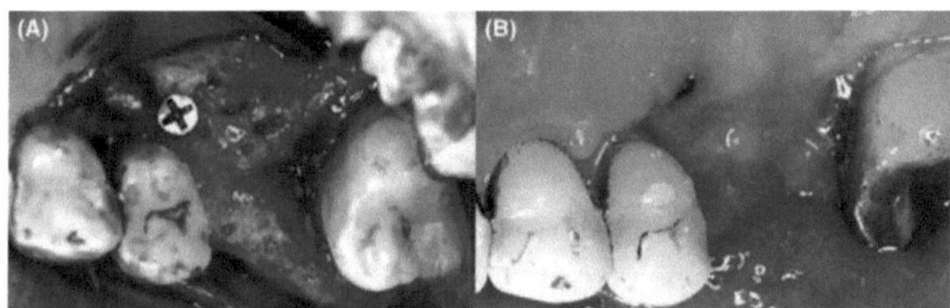

Figura 35 Exposição do parafuso de fixação. Aspeto clínico durante a colocação (A) e aos 2 meses (B) de pós-operatório

COMPLICAÇÕES POR PROTOCOLO/MODALIDADE CIRÚRGICA

Preservação do rebordo alveolar (ARP) e modificações

A Preservação do Rebordo Alveolar (PCA), também conhecida como preservação do alvéolo, preservação do alvéolo protético ou aumento do rebordo, foi cunhada pela primeira vez por Cohen em 198 8.[236] Envolve a colocação de um material de enxerto ósseo no alvéolo pós-extração e a utilização de uma barreira de membrana reabsorvível ou não reabsorvível para conter o enxerto e proporcionar a manutenção do espaço durante a cicatrização. Embora existam relatórios que documentam a regeneração óssea apenas com a utilização da barreira de membrana, a maioria dos estudos investiga a utilização de um material de enxerto ósseo específico com/sem membrana. [237,238,239] Existe também um interesse significativo em estudar os possíveis efeitos benéficos dos produtos biológicos misturados com o material de enxerto e/ou utilizados para selar o orifício da cavidade.[240]

Este procedimento visa prevenir a perda de osso alveolar pós-extração. A ARP serve para preservar as dimensões do alvéolo, a) estabilizando o coágulo e b) fornecendo um suporte para a formação de novo osso[241] para minimizar a potencial redução do volume ósseo. Apesar destas vantagens, a ARP está contra-indicada em locais onde a infeção/inflamação existente não pode ser controlada através da extração do dente e do desbridamento mecânico.[242,243] Da mesma forma, o fechamento primário da ferida não é um objetivo da ARP convencional, uma vez que os retalhos não são elevados, a fim de evitar o trauma cirúrgico e a perturbação do fornecimento de sangue a um osso bucal já comprometido. Assim, existe o risco de contaminação e deslocamento do biomaterial durante a cicatrização da ferida. As complicações relatadas após a ARP incluem inflamação dos tecidos moles, dor e desconforto pós-operatórios, edema, eritema, possível infeção, partículas de enxerto soltas/esfoliadas, exposição da membrana, esfoliação da membrana, perda da integridade da membrana (rutura) e preenchimento deficiente do alvéolo.[211,244]

Outras complicações relatadas após a ARP incluem recessão gengival, sensibilidade dentária e alvéolo seco.[211] Foram desenvolvidas várias técnicas cirúrgicas minimamente invasivas, que visam apoiar/preservar a placa vestibular no sextante anterior.[195,245] Embora tenha sido sugerido que a realização de procedimentos minimamente invasivos ajudará a reduzir a incidência de complicações pós-operatórias, existem provas limitadas que indicam que as técnicas minimamente invasivas alteram ou reduzem a morbilidade pós-ARP prevista e os resultados relatados pelos doentes. [246,247] Com base nas provas disponíveis, a maioria dos relatórios de consenso[248,249] apoia a realização de PCA após a extração dentária, especialmente na zona estética, se a colocação imediata ou precoce de implantes estiver contra-indicada devido a factores específicos do local e/ou do doente.[250] É bem aceite que a ARP preserva a altura do rebordo alveolar, mas não evita completamente a perda de largura do rebordo; isto pode ser geralmente bem tolerado, dado que o implante tem de ser colocado mais palatalmente do que a raiz do dente extraído e numa posição vertical tão perpendicular quanto possível ao plano oclusal. A evidência disponível não permite a identificação de uma abordagem superior para a ARP.[240] No entanto, as combinações de enxertos de partículas alogénicas ou xenogénicas com uma membrana ou esponja de colagénio absorvível proporcionam os resultados mais favoráveis.[240]

Revisões sistemáticas recentes indicam que, apesar de existirem diferenças significativas nos resultados clínicos (preservação da largura e altura do rebordo) entre os vários materiais de enxerto, não existem diferenças significativas do ponto de vista histológico/histomorfométrico (formação de novo osso e partículas residuais de enxerto); foi também referido que a qualidade da evidência disponível é limitada.[251] No entanto, sempre que possível, deve optar-se por protocolos cirúrgicos minimamente invasivos com materiais reabsorvíveis e de fácil aplicação na presença de acesso cirúrgico limitado.[252]

Regeneração óssea guiada (ROG) e modificações

A regeneração óssea guiada (ROG) é uma modalidade de tratamento essencial para a implantologia dentária, uma vez que proporciona uma quantidade de osso satisfatória para a colocação de implantes em locais que, antes do procedimento, podem ter tido osso insuficiente para alojar adequadamente uma estrutura de implante.[253] Os resultados positivos previsíveis do tratamento com ROG requerem uma indicação correta com a utilização do(s) biomaterial(ais) ideal(ais) com base na gravidade e na configuração do defeito do rebordo alveolar.[254] Wang e Boyapati descreveram o princípio "PASS" a seguir para uma regeneração óssea previsível: encerramento primário da ferida, angiogénese para permitir um fornecimento de sangue suficiente (nutrientes e células mesenquimatosas indiferenciadas) ao enxerto, manutenção do espaço para exclusão das células epiteliais e do tecido conjuntivo durante a cicatrização óssea e estabilidade do local da cirurgia.[199] À medida que o tamanho e a forma do defeito mudam de um único local edêntulo com amplos contornos de tecido gengival e uma pequena deficiência de largura no aspeto vestibular do rebordo para formas mais graves, incluindo deficiência de tecidos moles com reabsorção óssea e múltiplos dentes adjacentes em falta, para defeitos complexos que são deficientes nas dimensões vestibular-palatina e apical-coronal, as modalidades cirúrgicas e as escolhas de biomateriais devem ser reconsideradas.[184] Os protocolos cirúrgicos minimamente invasivos com uma ênfase significativa no papel dos tecidos moles na regeneração óssea são frequentemente discutidos em relação à zona estética.[255] Os defeitos combinados do rebordo com deficiência nas dimensões vertical e horizontal coexistem com deficiências dos tecidos moles. O tratamento cirúrgico requer técnicas avançadas e a utilização de mais do que um tipo de biomaterial. Isto, por sua vez, complica a cicatrização da ferida, com uma maior prevalência de complicações como a abertura da ferida, o desprendimento do material, a infeção e uma maior percentagem de material de enxerto residual incorporado no volume ósseo regenerado.[256]

O tamanho do defeito também parece afetar a taxa de complicações, com defeitos maiores aparentemente associados a mais complicações.[172,174] É bem conhecido que, em geral, a ROG proporciona um aumento previsível da largura do rebordo.[257] No entanto, o seu sucesso é muito mais limitado no aumento das dimensões verticais.[257] Foram desenvolvidos vários materiais de enxerto e membranas de barreira para ultrapassar esta limitação.[254] A maioria dos aloenxertos e xenoenxertos são osteocondutores com um potencial osteoindutor muito limitado.[258] Devido a esta limitação, foram desenvolvidos factores biológicos para serem combinados com enxertos ósseos particulados. Entre estes, produtos derivados do sangue (por exemplo, fibrina rica em plaquetas, PRF), amelogeninas (Emdogain®), proteínas morfogénicas ósseas, PDGF, FGF2, Teriparatide, Radotermina (GDF-5), células estaminais mesenquimais de várias origens e terapia genética (especificamente osteoprotegerina, BMP2, BMP7, LMP3) têm sido investigados com resultados variáveis.[259]

É sempre necessário algum tipo de membrana de barreira para estabilizar o enxerto ósseo durante a ROG. Estas membranas são geralmente classificadas como reabsorvíveis e não reabsorvíveis. A estabilidade do material de enxerto e/ou a preservação do espaço são os principais desafios no tratamento de defeitos complexos do rebordo com a ROG. A colocação de parafusos de fixação é uma abordagem desenvolvida para este fim.[260] No entanto, os parafusos de fixação podem ficar expostos durante a cicatrização da ferida, especialmente se for utilizada uma membrana reabsorvível. [260] Para além disso, podem ficar deslocados, resultando no afrouxamento e/ou colapso da membrana de barreira. Isto, por sua vez, pode causar a perda de material do enxerto e aumentar o risco de abertura/deiscência da ferida. [260] Existem duas modificações da ROG bem documentadas para evitar este tipo de complicações: as técnicas de divisão do rebordo e de distração segmentar. No entanto, estas são classificadas como técnicas cirúrgicas avançadas e devem ser consideradas apenas para deficiências complexas do rebordo devido ao elevado risco de complicações maiores.[261]

CONCLUSÃO

O processo alveolar é a estrutura de suporte do dente na mandíbula que sofre alterações estruturais quando o dente é perdido. A consequência clínica desta alteração estrutural pode comprometer as terapias que visam restaurar o dente perdido, limitando o osso disponível. Esta deficiência do osso alveolar é uma das maiores preocupações na colocação de implantes dentários. Isto cria uma situação anatomicamente menos favorável para a colocação de implantes. Para que a terapia com implantes seja bem sucedida, é necessária a reconstrução do rebordo alveolar defeituoso através de várias técnicas para obter sucesso a longo prazo. As técnicas de aumento ósseo têm sido utilizadas para regenerar o osso alveolar há mais de 30 anos e continuam a desenvolver-se para obter resultados cirúrgicos mais previsíveis.

Para preservar o alvéolo de extração, foi demonstrado um claro potencial das terapias de preservação do alvéolo em relação à cicatrização natural do mesmo. As seguintes técnicas foram amplamente utilizadas: enxerto ósseo isolado, membrana isolada e técnica combinada. Entre estas técnicas, a fiabilidade e o poder da evidência são fortes para a utilização de enxertos ósseos cobertos por uma membrana reabsorvível. As evidências apontam para que a utilização de PRF em locais de extração melhore principalmente a cicatrização dos tecidos moles e as evidências do seu potencial para aumentar o volume ósseo alveolar são ainda escassas. A utilização de PRF isolado na preservação do rebordo não proporcionou quaisquer benefícios adicionais quando comparado com o alvéolo de cicatrização natural.

Aumento do rebordo horizontal, esta técnica melhora a taxa de sucesso dos implantes e mantém a saúde peri-implantar com uma incidência relativamente pequena de perda óssea peri-implantar. Enxerto de osso particulado. O bloco ósseo monocortical, o enxerto em túnel subperiosteal, a técnica de divisão do rebordo (retalho de osso em livro), a expansão do rebordo e a regeneração óssea guiada são as técnicas habitualmente utilizadas. Entre estas, até à data, o enxerto ósseo autógeno continua a ser o padrão de ouro e mantém o volume do local de aumento inicial do que outras técnicas.

Considerando as limitações e complicações dos enxertos autógenos, o xenoenxerto particulado pode ser uma alternativa. Ao comparar a taxa de reabsorção dos enxertos ósseos, a reabsorção do xenoenxerto foi inferior à do osso autógeno. Quando se consideram as membranas utilizadas, a malha de titânio apresenta resultados mais fiáveis e um preenchimento ósseo completo quando comparada com outras membranas reabsorvíveis. Em cenários selectivos, a técnica de divisão do rebordo alveolar pode ser uma abordagem previsível.

O aumento vertical do rebordo é viável e eficaz na reconstrução de rebordos deficientes. As técnicas normalmente utilizadas são o bloco ósseo monocortical, o enxerto ósseo interposicional (enxerto em sanduíche), a osteogénese de distração, o transporte do nervo alveolar inferior e a regeneração óssea guiada. Ao comparar as diferentes técnicas, se for necessário um aumento inferior a 4 mm, todas as técnicas são igualmente eficazes. Mas quando é necessária uma dimensão maior de aumento, a osteogénese de distração e o enxerto ósseo interposicional mostraram maior precisão. As complicações e a taxa de reabsorção óssea vertical foram menores para a técnica de regeneração óssea guiada. Ao considerar a estabilidade dos resultados a longo prazo, verificou-se que a técnica onlay, a osteogénese de distração e a regeneração óssea guiada eram igualmente eficazes.

Com o aumento da consciencialização e da procura de substituição de dentes em falta por implantes dentários, é obrigatório conhecer a viabilidade e as limitações em termos de dimensão do rebordo alveolar. As técnicas adequadas para o aumento do rebordo devem ser selecionadas após a identificação do tipo de defeito e tendo em conta outros factores como a preferência do doente, a experiência dos operadores, os biomateriais disponíveis, o custo e a facilidade da técnica. Finalmente, uma abordagem baseada em provas para a decisão de tratamento é da maior importância para alcançar os melhores resultados e taxas de sucesso.

REFERÊNCIAS

1. Willenbacher M, Al-Nawas B, Berres M, Kammerer PW, Schiegnitz E. Os efeitos da preservação do rebordo alveolar: uma meta-análise. Dentisteria de implantes clínicos e investigação relacionada. 2016 Dec;18(6):1248-68.

2. Poli PP, Beretta M, Cicciù M, Maiorana C. Aumento do rebordo alveolar com malha de titânio. Um estudo clínico retrospetivo. The Open Dentistry Journal. 2014;8:148-58.

3. Milinkovic I, Cordaro L. Existem indicações específicas para os diferentes procedimentos de aumento do osso alveolar para colocação de implantes? Uma revisão sistemática. International Journal of oral and maxillofacial surgery. 2014 May 1;43(5):606-25.

4. Kim YK, Ku JK. Aumento do rebordo em implantologia dentária. Jornal da Associação Coreana de Cirurgiões Orais e Maxilofaciais. 2020 Jun 30;46(3):211-7.

5. Rachmiel A, Srouji S, Peled M. Aumento do rebordo alveolar por osteogénese de distração. Revista internacional de cirurgia oral e maxilofacial. 2001 Dec 1;30(6):510-7.

6. Cucchi A, Vignudelli E, Franceschi D, Randellini E, Lizio G, Fiorino A, Corinaldesi G. Aumento vertical e horizontal do rebordo utilizando uma malha de titânio CAD/CAM personalizada com ou sem membranas reabsorvíveis. Um ensaio clínico aleatório. Pesquisa Clínica de Implantes Orais. 2021 Dec;32(12):1411- 24.

7. Reece EM, Rohrich RJ. The aesthetic jaw line: management of the aging jowl. Aesthet Surg J. 2008 Nov-Dez;28(6):668-74.

8. Lee KH. Epidemiologia das fracturas mandibulares num centro de trauma terciário. Emerg Med J. 2008 Sep;25(9):565-8.

9. Upadhyay RB, Upadhyay J, Agrawal P, Rao NN. Analysis of gonial angle in relation to age, gender, and dentition status by radiological and anthropometric methods (Análise do ângulo goníaco em relação à idade, género e estado da dentição por métodos radiológicos e antropométricos). J Forensic Dent Sci. 2012 Jan;4(1):29-33.

10. Al-Khateeb SN, Al Maaitah EF, Abu Alhaija ES, Badran SA. Morfologia e dimensões da sínfise mandibular em diferentes relações antero-posteriores da mandíbula. Angle Orthod. 2014 Mar;84(2):304-9.

11. Kqiku L, Sivic E, Weiglein A, Stadtler P. Posição do forame mental: um estudo anatómico. Wien Med Wochenschr. 2011 maio;161(9-10):272-3

12. Ryu EJ, Kim DH. Anatomical insights of the mylohyoid for clinical procedures in dentistry. Clin Anat. 2021 Apr;34(3):461-469.

13. Singh V, Anand MK, Dinesh K. Variações no padrão de espinhos mentais e forames mentais espinhosos em mandíbulas humanas adultas secas. Surg Radiol Anat. 2000;22(3-4):169-73.

14. Alomar X, Medrano J, Cabratosa J, Clavero JA, Lorente M, Serra I, Monill JM, Salvador A. Anatomia da articulação temporomandibular. Semin Ultrasound CT MR. 2007 Jun;28(3):170-83.

15. Kilic C, Kamburoglu K, Ozen T, Balcioglu HA, Kurt B, Kutoglu T, Ozan H. A posição do canal mandibular e a caraterística histológica do nervo alveolar inferior. Clin Anat. 2010 Jan;23(1):34-42.

16. Garg A, Townsend G. Variação anatómica do ligamento esfenomandibular. Aust Endod J. 2001 Apr;27(1):22-4.

17. Saka B, Wree A, Henkel KO, Anders L, Gundlach KK. Blood supply of the mandibular cortex: an experimental study in Gottingen minipigs with special reference to the condyle. J Craniomaxillofac Surg. 2002 Feb;30(1):41-5.

18. Lee MH, Kim HJ, Kim DK, Yu SK. Caraterísticas histológicas e arranjo fascicular do nervo alveolar inferior. Arch Oral Biol. 2015 Dec;60(12):1736-41.

19. Dalgorf D, Higgins K. Reconstrução da face média e da maxila. Curr Opin Otolaryngol Head Neck Surg. 2008 Aug;16(4):303-11.

20. Okay DJ, Genden E, Buchbinder D, Urken M. Diretrizes protéticas para a reconstrução cirúrgica da maxila: um sistema de classificação de defeitos. J Prosthet Dent. 2001 Oct;86(4):352-63.

21. Saffar JL, Lasfargues JJ, Cherruau M. O osso alveolar e o processo alveolar: o alvéolo que nunca é estável. Periodontol 2000. 1997 Feb;13:76-90.

22. Sadrameli M, Mupparapu M. Anatomia Oral e Maxilofacial. Radiol Clin North Am. 2018

Jan;56(1):13-29.

23. Lago S, Iwanaga J, Kikuta S, Oskouian RJ, Loukas M, Tubbs RS. O Canal Incisivo: Uma Revisão Abrangente. Cureus. 2018 Jul 30;10(7)1-8.

24. Bentsianov B, Blitzer A. Anatomia facial. Clin Dermatol. 2004 Jan-Fev;22(1):3- 13.

25. Kühnel TS, Reichert TE. Trauma do terço médio da face. GMS Curr Top Otorhinolaryngol Head Neck Surg. 2015;14: ISSN 1865-1011 1-45

26. Danesh-Sani SA, Loomer PM, Wallace SS. Uma revisão clínica abrangente da elevação do pavimento do seio maxilar: anatomia, técnicas, biomateriais e complicações. Br J Oral Maxillofac Surg. 2016 Sep;54(7):724-30.

27. Ogle OE, Weinstock RJ, Friedman E. Anatomia cirúrgica da cavidade nasal e seios paranasais. Oral Maxillofac Surg Clin North Am. 2012 maio;24(2):155-66

28. Haghnegahdar A, Khojastepour L, Naderi A. Avaliação do canal infraorbitário na tomografia computorizada de feixe cónico do seio maxilar. J Dent (Shiraz). 2018 Mar;19(1):41-47.

29. Walker HK. Nervo Craniano V: O Nervo Trigêmeo. In: Walker HK, Hall WD, Hurst JW, editores. Clinical Methods: The History, Physical, and Laboratory Examinations. 3ª ed. Butterworths; Boston: 1990.

30. Tanoue S, Kiyosue H, Mori H, Hori Y, Okahara M, Sagara Y. Artéria maxilar: anatomia funcional e imagiológica para um tratamento transcateter seguro e eficaz. Radiographics. 2013 Nov-Dez;33(7):e209-24

31. Alvernia JE, Hidalgo J, Sindou MP, Washington C, Luzardo G, Perkins E, Nader R, Mertens P. A artéria maxilar e suas variantes: um estudo anatómico com aplicações neurocirúrgicas. Ata Neurochir (Wien). 2017 Apr;159(4):655-664

32. Rodella LF, Buffoli B, Labanca M, Rezzani R. Uma revisão dos suprimentos dos nervos mandibular e maxilar e sua relevância clínica. Arch Oral Biol. 2012 Abr;57(4):323-34

33. Wilson DB. Desenvolvimento embrionário da cabeça e do pescoço: Parte 3, A face. Head Neck Surg. 1979 Nov-Dez;2(2):145-53

34. Trevizan M, Consolaro A. A pré-maxila: um osso independente que pode servir de base à terapêutica do crescimento do terço médio! Dental Press J Orthod. 2017 Mar-Abr;22(2):21-26.

35. Snider CC, Amalfi AN, Hutchinson LE, Sommer NZ. Novas percepções sobre a anatomia da musculatura da face média e suas implicações na dobra nasolabial. Aesthetic Plast Surg. 2017 Oct;41(5):1083-1090.

36. Araujo MG, Lindhe J. Alterações dimensionais da crista após a extração dentária: um estudo experimental no cão. J Clin Periodontol 2005: 32: 212-218.

37. Cardaropoli G, Araujo M, Lindhe J. Dinâmica da formação de tecido ósseo em locais de extração dentária. Um estudo experimental em cães. J Clin Periodontol 2003: 30: 809818.

38. Schroeder HE. O periodonto. In: Oksche A, Vollrath L, editores. Manual de Anatomia Microscópica. Berlin: Springer, 1986: 233-246.

39. Araujo MG, Lindhe J. Preservação da crista com o uso de colagénio Bio-Oss: um estudo de 6 meses no cão. Clin Oral Implants Res 2009: 20: 433-440

40. Araujo MG, Sukekava F, Wennstrom JL, Lindhe J. Alterações da crista após a colocação de implantes em alvéolos de extração recentes: um estudo experimental no cão. J Clin Periodontol 2005: 32: 645-652.

41. Qahash M, Susin C, Polimeni G, Hall J, Wikesjo UM. Dinâmica da cicatrização óssea em locais peri-implantares bucais. Clin Oral Implants Res 2008: 19: 166-172.

42. . Araujo MG, Silva CO, Misawa M, Sukekava F. Cicatrização do alvéolo: o que podemos aprender? Periodontol 2000 2015: 68: 122-134

43. Schropp L, Wenzel A, Kostopoulos L, Karring T. Cicatrização óssea e alterações do contorno dos tecidos moles após extração de um único dente: um estudo prospetivo clínico e radiográfico de 12 meses. Int J Periodontics Restorative Dent 2003: 23: 313-323

44. Ten Heggeler JM, Slot DE, Van der Weijden GA. Efeito das terapias de preservação de alvéolos após a extração de dentes em regiões não-molares em humanos: uma revisão sistemática. Clin Oral Implants Res 2011: 22: 779-788

45. Trombelli L, Farina R, Marzola A, Bozzi L, Liljenberg B, Lindhe J. Modelação e remodelação de alvéolos de extração humanos. J Clin Periodontol 2008: 35: 630-639

46. Misawa M, Lindhe J, Araujo MG. O processo alveolar após a extração de um único dente: um estudo dos sítios de incisivos e pré-molares superiores no homem. Clin Oral Implants Res 2016: 27: 884-889

47. Huynh-Ba G, Pjetursson BE, Sanz M, Cecchinato D, Ferrus J, Lindhe J, Lang NP. Análise das dimensões da parede óssea do alvéolo no maxilar superior em relação à colocação imediata de implantes. Clin Oral Implants Res 2010: 21: 37-42.

48. Vera C, De Kok IJ, Reinhold D, Limpiphipatanakorn P, Yap AK, Tyndall D, Cooper LF. Avaliação da dimensão do osso alveolar vestibular dos dentes anteriores e pré-molares superiores: uma investigação de tomografia computorizada de feixe cónico. Int J Oral Maxillofac Implants 2012: 27: 1514-1519.

49. Chappuis V, Engel O, Reyes M, Shahim K, Nolte LP, Buser D. Alterações do rebordo pós-extração na zona estética: uma análise 3D com CBCT. J Dent Res 2013: 92: 195S-201S

50. Chen ST, Buser D. Resultados clínicos e estéticos de implantes colocados em locais pós-extração. Int J Oral Maxillofac Implants 2009: 24 (Suppl.): 186-217

51. Schenk RK, Buser D, Hardwick WR, Dahlin C. Padrão de cicatrização da regeneração óssea em defeitos protegidos por membrana: um estudo histológico na mandíbula canina. Int J Oral Maxillofac Implants 1994: 9: 13-29

52. Buser D, Bornstein MM, Weber HP, Grutter L, Schmid B, Belser UC. Colocação precoce de implantes com regeneração óssea guiada simultânea após extração de um único dente na zona estética: um estudo transversal e retrospetivo em 45 indivíduos com um acompanhamento de 2 a 4 anos. J Periodontol 2008: 79: 1773-1781.

53. Sanz I, Garcia-Gargallo M, Herrera D, Martin C, Figuero E, Sanz M. Protocolos cirúrgicos para a colocação precoce de implantes em alvéolos pós-extração: uma revisão sistemática. Clin Oral Implants Res 2012: 23 (Suppl. 5): 67-79.

54. Hammerle CH, Chen ST, Wilson TG Jr. Declarações de consenso e procedimentos clínicos recomendados relativamente à colocação de implantes em alvéolos de extração.

Int J Oral Maxillofac Implants 2004: 19 (Suppl.): 26-28.

55. Buser D, Chen ST, Weber HP, Belser UC. Colocação precoce de implantes após extração de um único dente na zona estética: fundamentação biológica e procedimentos cirúrgicos. Int J Periodontics Restorative Dent 2008: 28: 441-451

56. Vignoletti F, Sanz M. Implantes imediatos em alvéolos de extração recentes: do mito à realidade. Periodontol 2000 2014: 66: 132-152.

57. Belser UC, Buser D, Hess D, Schmid B, Bernard JP, Lang NP. Restaurações estéticas de implantes em pacientes parcialmente desdentados - uma avaliação crítica. Periodontol 2000 1998: 17 132-150.

58. . Sculean A, Gruber R, Bosshardt DD. Cicatrização de feridas em tecidos moles à volta de dentes e implantes dentários. J Clin Periodontol 2014: 41 (Suppl. 15): S6-S22.

59. . Hwang D, Wang HL. A espessura do retalho como fator de previsão do recobrimento radicular: uma revisão sistemática. J Periodontol 2006: 77: 1625- 1634

60. Nauta A, Gurtner G, Longaker MT. Cicatrização de feridas e estratégias regenerativas. Oral Dis 2011: 17: 541-549.

61. Evans CD, Chen ST. Resultados estéticos da colocação imediata de implantes. Clin Oral Implants Res 2008: 19: 73- 80.

62. Vervaeke S, Dierens M, Besseler J, De Bruyn H. A influência da espessura inicial dos tecidos moles na remodelação óssea peri-implantar. Clin Implant Dent Relat Res 2014:16:238-247.

63. . Fu JH, Yeh CY, Chan HL, Tatarakis N, Leong DJ, Wang HL. Tissue biotype and its relation to the underlying bone morphology (Biótipo do tecido e sua relação com a morfologia óssea subjacente). J Periodontol 2010: 81: 569-574.

64. . Muller HP, Heinecke A, Schaller N, Eger T. Masticatory mucosa in subjects with different periodontal phenotypes. J Clin Periodontol 2000: 27: 621-626.

65. Chappuis V, Engel O, Shahim K, Reyes M, Katsaros C, Buser D. Alterações dos tecidos moles em locais estéticos pós-extração: uma análise tridimensional. J Dent Res 2015:94: 187S-193S.

66. . Frost NA, Mealey BL, Jones AA, Huynh-Ba G. Biótipo periodontal: espessura gengival em relação à visibilidade da sonda e espessura da placa vestibular. J Periodontol 2015:86:1141-1149.

67. Kan JY, Rungcharassaeng K, Morimoto T, Lozada J. Estabilidade do tecido gengival facial após enxerto de tecido conjuntivo com substituição imediata de um único dente na zona estética: relato de caso consecutivo. J Oral Maxillofac Surg 2009: 67: 4048.

68. Thoma DS, Muhlemann S, Jung RE. Dimensões críticas dos tecidos moles com implantes dentários e conceitos de tratamento. Periodontol 2000 2014: 66: 106-118.

69. Gerstenfeld LC, Cullinane DM, Barnes GL, Graves DT, Einhorn TA. Fracture healing as a post-natal developmental process: molecular, spatial, and temporal aspects of its regulation. Journal of cellular biochemistry. 2003 Apr 1;88(5):873- 84.

70. Gurtner GC, Werner S, Barrandon Y, Longaker MT. Wound repair and regeneration (Reparação e regeneração de feridas). Nature 2008: 453: 314-321.

71. Lalani Z, Wong M, Brey EM, Mikos AG, Duke PJ. Spatial and temporal localization of transforming growth fator-beta1, bone morphogenetic protein-2, and platelet-derived growth fator-A in healing tooth extraction sockets in a rabbit model. J Oral Maxillofac Surg 2003: 61: 1061-1072.

72. Glim JE, van Egmond M, Niessen FB, Everts V, Beelen RH. Cicatrização de feridas dérmicas prejudiciais: o que podemos aprender com a mucosa oral? Wound Repair Regen 2013:21:648-660.

73. Szpaderska AM, Walsh CG, Steinberg MJ, DiPietro LA. Distinct patterns of angiogenesis in oral and skin wounds (Padrões distintos de angiogénese em feridas orais e cutâneas). J Dent Res 2005: 84: 309-314.

74. Szpaderska AM, Zuckerman JD, DiPietro LA. Differential injury responses in oral mucosal and cutaneous wounds. J Dent Res 2003: 82: 621-626.

75. . Mak K, Manji A, Gallant-Behm C, Wiebe C, Hart DA, Larjava H, Hakkinen L. A cicatrização sem cicatrizes da mucosa oral é caracterizada por uma resolução mais rápida da inflamação e pelo controlo da ação dos miofibroblastos em comparação com as feridas cutâneas no modelo do porco Duroc vermelho. J Dermatol Sci 2009: 56: 168-180.

76. Glim JE, Everts V, Niessen FB, Ulrich MM, Beelen RH. Os componentes da matriz extracelular da mucosa oral diferem da pele e assemelham-se aos da pele fetal. Arch Oral Biol 2014: 59: 1048-1055.

77. Klingberg F, Hinz B, White ES. A matriz de miofibroblastos: implicações para a reparação de tecidos e fibrose. J Pathol 2013: 229: 298-309.

78. Farmer M, Darby I. Alterações dimensionais do rebordo após a extração de um único dente na zona estética. Clin Oral Implants Res 2014: 25: 272-277.

79. Iasella JM, Greenwell H, Miller RL, Hill M, Drisko C, Bohra AA, Scheetz JP. Preservação do rebordo com aloenxerto ósseo liofilizado e uma membrana de colagénio em comparação com a extração isolada para o desenvolvimento do local do implante: um estudo clínico e histológico em humanos. J Periodontol 2003: 74: 990-999.

80. Jung RE, Fenner N, Hammerle CH, Zitzmann NU. Resultado a longo prazo de implantes colocados com regeneração óssea guiada (GBR) utilizando membrana reabsorvível e não reabsorvível após 12-14 anos. Clin Oral Implants Res 2013: 24: 1065-1073.

81. Schneider D, Weber FE, Grunder U, Andreoni C, Burkhardt R, Jung RE. Um ensaio clínico multicêntrico controlado e aleatório que compara o desempenho clínico e histológico de uma nova membrana modificada de ácido poliláctido-co-glicolídeo com uma membrana de politetrafluoretileno expandido em procedimentos de regeneração óssea guiada. Clin Oral Implants Res 2014: 25: 150-158.

82. Ai-Aql ZS, Alagl AS, Graves DT, Gerstenfeld LC, Einhorn TA. Mecanismos moleculares que controlam a formação óssea durante a consolidação de fracturas e a osteogénese de distração. J Dent Res 2008: 87: 107-118.

83. Nemcovsky CE, Artzi Z. Estudo comparativo dos defeitos de deiscência bucal na colocação imediata, retardada e tardia de implantes maxilares com membranas de colagénio: cicatrização clínica entre a colocação e a cirurgia de segunda fase. J Periodontol 2002: 73: 754-761.

84. Zitzmann NU, Scharer P, Marinello CP. Factores que influenciam o sucesso da ROG. Tabagismo, momento da colocação do implante, localização do implante, qualidade óssea e restauração provisória. J Clin Periodontol 1999: 26: 673-682.

85. Palacci P. Classification of Alveolar Ridge Defects in Implant Dentistry (Classificação dos defeitos do rebordo alveolar em Implantologia). Vertical Alveolar Ridge Augmentation in Implant dentistry: Um manual cirúrgico. 2016 Abr 4:52-60.

86. Seibert J S, Salama H, Preservação e reconstrução do rebordo alveolar. Periodontologia2000. 1996.11:69-84.

87. Allen EP, Gainza CS, Farthing GG, Newbold DA. Técnica melhorada para aumento localizado do rebordo Um relatório de 21 casos. Journal of Periodontology.1985.56:195-199.

88. Lekholm U, Zarb GA. Seleção e preparação do paciente. Tissue Integrated Prosthesis.1985.1:199-209.

89. Misch CE, Judy KW. Classificação de arcadas parcialmente edêntulas para implantologia. Jornal Internacional de Implantologia Oral.1987(4)7-13.

90. Wang HL, Shammari KA. Classificação da deficiência da crista HVC: uma classificação orientada para a terapêutica. Jornal Internacional de Periodontologia .2002.22:335343.

91. Tinti C, Parma-Benfenati S. Classificação clínica dos defeitos ósseos relativos à colocação de implantes dentários. Jornal Internacional de Periodontologia.2003.23:147-155.

92. Cho SC, Kim KN, Kim KM, Choi SH, Moon HS, Lee YK. Nova classificação da crista anterior do maxilar de acordo com a posição ideal da restauração com implantes determinada por CAT. Jornal da Academia Coreana de Periodontologia. 2007 Aug 1;37(Suppl):385-96.

93. Hidding J, Lazar F, Zoller J. O conceito de Colónia sobre osteogénese de distração vertical. In 3rd International Congresson Cranial and Facial Bone Distraction Processes (14-16 de junho de 2001, Paris, França). Bolonha (Itália): Monduzzi Editore 2001 (pp. 65-72).

94. Chen ST, Darby IB, Adams GG, Reynolds EC. Um estudo clínico prospetivo de técnicas de aumento ósseo em implantes imediatos. Clinical Oral ImplantsResearch.2005 Abr;16(2):176-84

95. Carpio L, Loza J, Lynch S, Genco R. Regeneração óssea guiada em torno de implantes endósseos com um mineral ósseo bovino orgânico. Um ensaio aleatório controlado que

compara barreiras bioabsorvíveis com barreiras não reabsorvíveis. J Periodontal.2000 Nov1;71(11):1743-9.

96. Wannfors K, Johansson B, Hallman M, StrandkvistT. Um estudo prospetivo randomizado de enxertos ósseos inlay de seio maxilar em 1 e 2 estágios: acompanhamento de 1 ano.International Journal of Oral and Maxillofacial Implants.2000Sep1;15(5):625-32.

97. Chiapasco M, Romeo E, Casentini P, Rimondini L. Osteogénese de distração alveolar vs. regeneração óssea guiada verticalmente para a correção de rebordos edêntulos verticalmente deficientes: um estudo prospetivo de 1-3 anos em humanos. Clinical Oral Implants Research. 2004Fev;15(1):82-95.

98. ChenST, DarbyIB, Reynolds EC.Um estudo clínico prospetivo de implantes imediatos não submersos: resultados clínicos e resultados estéticos. Investigação clínica sobre implantes orais. 2007Oct;18(5):552-62.

99. Cornelini R, Cangini F, Martuscelli G, Wennstrom J. Osso bovino desproteinizado e membranas de barreira biodegradáveis para apoiar a cicatrização após a colocação imediata de implantes transmucosos: um ensaio clínico controlado a curto prazo. Int J Periodontics and Restorative Dent.2004Dec 1;24(6):555-63.

100. Ausenda F, Rasperini G, Acunzo R, Gorbunkova A, Pagni G. New Perspectives in the Use of Biomaterials for Periodontal Regeneration (Novas Perspectivas na Utilização de Biomateriais para Regeneração Periodontal). Materials. 2019 Jan;12(13):2197(p1-20).

101. Goyal M, Mittal N, Gupta GK, Singhal M. Ridge augmentation in implant dentistry (Aumento do rebordo em implantologia). Journal of the International Clinical Dental Research Organization.2015Dec 1; 7(3):94-112.

102. AraújoMG, Lindhe J. Alterações dimensionais da crista após a extração dentária. Um estudo experimental no cão. J Clin Periodontol. 2005; 32: 212-8.

103. TanWL, WongTL, WongMC, LangNP. Uma revisão sistemática das alterações dimensionais dos tecidos moles e duros alveolares pós-extração em humanos. Clinical Oral Implants. 2012;23:1-21.

104. Masaki C, Nakamoto T, Mukaibo T, Kondo Y, Hosokawa R. Estratégias para a

reconstrução e preservação do rebordo alveolar para terapia com implantes. J Prosthodont.2015; 59:220-8.

105. Chen ST, Wilson TG, Ha'mmerle CHF. Colocação imediata ou precoce de implantes após extração dentária: revisão da base biológica, procedimentos clínicos e resultados. Jornal Internacional de Implantes Orais e Maxilofaciais. 2004.(19):12-25.

106. Horváth A, Mardas N, Mezzomo LA, Needleman IG, Donos N. Preservação do rebordo alveolar. Uma revisão sistemática. Clinical Oral Investig 2013;17:341-63

107. Choi C, Lim R, Misek DJ. Preservação do local de extração (alvéolo). Atlas de Cirurgia Oral e Maxilofacial Operatória. 2015 Jan 6:4(p21-23).

108. ElianN, ChoS, FroumS, SmithRB, TarnowDP. Uma classificação simplificada do alvéolo e técnica de reparação. Procedimentos Práticos e Dentisteria Estética.2007 Mar;19(2):99-104.

109. Juodzbalys G, Stumbras A, Goyushov S, Duruel O, Tozüm TF. Classificação Morfológica das Cavidades de Extração e Árvore de Decisão Clínica para a Preservação e Aumento das Cavidades após Extração de Dentes: uma Revisão Sistemática. Jornal de Pesquisa Oral e Maxilofacial. 2019Jul;10(3):1-12.

110. Tomlin EM, Nelson SJ, Rossmann JA. Suplemento 1: preservação do rebordo para terapia com implantes: uma revisão da literatura. A revista de odontologia aberta. 2014;8:66-76.

111. Darby I, Chen S, De Poi R. Preservação do rebordo: o que é e quando deve ser considerada. Aust Dent J.2008 Mar;53(1):11-21.

112. BeckerW, BeckerBE, CaffesseR. Uma comparação entre osso liofilizado desmineralizado e osso autólogo para induzir a formação óssea em alvéolos de extração humanos. J Periodontol.1994 Dec1;65(12):1128-33.

113. PeckMT, Marnewick J, Stephen L. Preservação do rebordo alveolar utilizando fibrina rica em leucócitos e plaquetas: relato de um caso. Relatos de casos em odontologia.2011;2011:1-5.

114. Ayoub AH, Belal SM. Avaliação clínica e radiográfica da preservação do alvéolo cirúrgico utilizando uma matriz de enxerto ósseo enriquecida com factores de

crescimento concentrados autólogos (Sticky Bone): Um relato de caso. Ciência Dentária CE. 2016;5:1128- 35.

115. George N, Seema G, Aswathy S. Aumento da crista horizontal - uma visão geral. Annals of Dental SpecialtyVol.2016Apr1;4(2):29-32.

116. Wang HL, Misch C, Neiva RF. Técnica de aumento ósseo "Sandwich": fundamentação e relato de casos piloto. Int J Periodontics and Restorative Dent. 2004 Jun 1;24(3):233-45.

117. Lee A, Brown D, Wang HL. Aumento ósseo em sanduíche para um aumento ósseo horizontal previsível. Implantologia.2009 Ago1;18(4):282-90.

118. Wang HL, Boyapati L. Princípios "PASS" para uma regeneração óssea previsível. Implantologia. 2006Mar1;15(1):8-17.

119. Jensen SS, Terheyden H. Procedimentos de aumento ósseo em defeitos localizados no rebordo alveolar: resultados clínicos com diferentes enxertos ósseos e materiais de substituição óssea. Na Base de Dados de Resumos de Revisões de Efeitos (DARE): Revisões avaliadas pela qualidade. Centro de Revisões e Disseminação (Reino Unido). 2009:24 Suppl:218-36

120. FuJH, Wang HL. Aumento do osso horizontal: a árvore de decisão. Int J Periodontics and Restorative Dent. 2011 Jul1;31(4):429-36.

121. Hammerle CH, Jung RE, Yaman D, Lang NP. Aumento de rebordo através da aplicação de membranas bioreabsorvíveis e mineral ósseo bovino desproteinizado: doze casos consecutivos.Clinical oral implants research.2008Jan;19(1):19-25.

122. Von Arx T, Buser D. Aumento do rebordo horizontal utilizando enxertos autógenos em bloco e a técnica de regeneração óssea guiada com membranas de colagénio: um estudo clínico com 42 pacientes.Clinical oral implants research. 2006 Aug;17(4):359-66.

123. Buser D ,Dahlin C, Schenk RK .Guided bone regeneration. Chicago Quintessence .1994.

124. Kent JN, Quinn JH, Zide MF, Guerra LR, Boyne PJ. Aumento do rebordo alveolar utilizando hidroxilapatite não reabsorvível com ou sem osso esponjoso autógeno. Jornal de Cirurgia Oral e Maxilofacial. 1983 Oct1; 41(10):629-42.

125. Block MS, Degen M. Aumento da crista horizontal utilizando osso particulado mineralizado humano: Resultados preliminares. Journal of oral and maxillofacial surgery.2004Sep1;62:67-72.

126. Hasson O. Aumento do rebordo alveolar lateral deficiente utilizando a abordagem de dissecção em túnel subperiosteal. Cirurgia Oral, Medicina Oral, Patologia Oral, Radiologia Oral e Endodontologia. 2007 Mar 1;103(3):e14-9.

127. Piccinini M. Técnica de expansão óssea mandibular em conjunto com implantes de forma radicular: relato de um caso. Jornal de Cirurgia Oral e Maxilofacial. 2009Sep1;67(9):1931-6.

128. Plonka AB, Urban IA, Wang HL. Árvore de decisão para aumento de crista vertical. Int J Periodontics and Restorative Dent .2018Mar1;38(2):269- 75.

129. Llambés F, Silvestre FJ, Caffesse R. Regeneração óssea guiada verticalmente com barreiras bioabsorvíveis. J periodontol.2007Oct;78(10):2036-42.

130. Urban IA, Lozada JL, Jovanovic SA, Nagursky H, Nagy K. Aumento do rebordo vertical com membranas de PTFE denso reforçadas com titânio e uma combinação de osso autógeno particulado e um mineral orgânico derivado do osso bovino: uma série de casos prospectivos em 19 pacientes. Jornal Internacional de Implantes Orais e Maxilofaciais. 2014 Jan1;29(1):185-93.

131. MilinkovicI, CordaroL. Existem indicações específicas para os diferentes procedimentos de aumento do osso alveolar para a colocação de implantes? Uma revisão sistemática. International journal of oral and maxillofacialsurgery.2014May1;43(5):606-25.

132. Peñarrocha-Oltra D, Aloy-Prósper A, Cervera-Ballester J, Peñarrocha- DiagoM, Canullo L, Peñarrocha-Diago M. Tratamento com implantes em mandíbulas posteriores atróficas: regeneração vertical com enxertos ósseos em bloco versus implantes com 5,5 mm de comprimento intraósseo. International Journal of Oral and Maxillofacial Implants.2014 Jun 1;29(3):659-66.

133. Urban IA, Jovanovic SA, Lozada JL. Aumento do rebordo vertical utilizando a regeneração óssea guiada (ROG) em três cenários clínicos antes da colocação do implante: um estudo retrospetivo de 35 pacientes 12 a 72 meses após a carga.

International Journal of Oral and Maxillofacial Implants. 2009Jun1;24(3):502-10.

134. Chiapasco M, Romeo E, Casentini P, Rimondini L. Osteogénese de distração alveolar vs regeneração óssea guiada verticalmente para a correção de rebordos edêntulos verticalmente deficientes: um estudo prospetivo de 1-3 anos em humanos. Clinical Oral Implants Research. 2004Fev;15(1):82-95.

135. Laino L, Iezzi G, Piattelli A, LoMuzioL, Cicciù M. Aumento da crista vertical da mandíbula posterior atrófica com técnica de sanduíche: bloco ósseo da área do queixo versus aloenxerto de bloco ósseo corticocancelo - estudo clínico e histológico prospetivo randomizado controlado.Bio Medresearch international. 2014;2014:1-7.

136. Robiony M, Toro C, Stucki-McCormick SU, Zerman N, Costa F, Politi M. O "FAD" (Floating Alveolar Device): Um sistema de distração bidirecional para a osteogénese de distração do processo alveolar. Journal of oral and maxillofacialsurgery. 2004 Sep1;62:136-42.

137. Newman MG, Takei H, Klokkevold PR, Carranza FA. E-Book de Periodontologia Clínica de Newman e Carranza. Elsevier Ciências da Saúde; 2018Maio29

138. Kahnberg KE, Vannas-Lofqvist L. Procedimento de elevação do seio maxilar utilizando uma técnica cirúrgica de 2 fases: I. Relatório clínico e radiográfico até 5 anos. International Journal of Oral and Maxillofacial Implants.2008 Oct1;23(5)876-84.

139. Pimentel AC, Sanches MA, Ramalho GC, Roman-Torres CV, Manzi MR, Sendyk WR. Técnica de lateralização e transposição do nervo alveolar inferior. Relatos de casos em odontologia. 2016 Jan 1;2016:1-10.

140. Moghadam HG. Aumento ósseo vertical e horizontal com o enxerto autógeno intra-oral J-graft .Implant dentistry. 2009 Jun1;18 (3):230-8.

141. Proussaefs P, Lozada J. Utilização de malha de titânio para aumento do rebordo alveolar localizado por fases: avaliação clínica e histológica-histomorfométrica. J Oral Implantol. 2006 Oct;32(5):237-47.

142. Proussaefs P, Lozada J, Kleinman A, Rohrer MD, McMillan PJ. A utilização de malha de titânio em conjunto com enxerto ósseo autógeno e mineral ósseo bovino inorgânico (bio-oss) para aumento localizado do rebordo alveolar: um estudo em humanos. Int J of Periodontics Restorative Dent. 2003 Abr1;23 (2):185-95.

143. Deshpande S, Deshmukh J, Deshpande S, Khatri R, Deshpande S. Aumento vertical e horizontal do rebordo na maxila anterior utilizando auto-enxerto, xenoenxerto e malha de titânio com colocação simultânea de implantes endósseos. J Indian Soc of Periodontol. 2014 Sep;18(5):661-5.

144. Melcher AH. Sobre o potencial de reparação dos tecidos periodontais. J Periodontol 1976;47:256-60

145. Schenk RK, Buser D, Hardwick WR, et al. Padrão de cicatrização da regeneração óssea em defeitos protegidos por membrana: um estudo histológico na mandíbula canina. Int J Oral Maxillofac Implants 1994;9:13-29.

146. Urban IA, Jovanovic SA, Lozada JL. Aumento do rebordo vertical utilizando a regeneração óssea guiada (ROG) em três cenários clínicos antes da colocação do implante: um estudo retrospetivo de 35 pacientes 12 a 72 meses após a carga. Int J Oral Maxillofac Implants 2009;24:502-10.

147. Dahlin C, Linde A, Gottlow J, et al. Cicatrização de defeitos ósseos por regeneração guiada de tecidos. Plast Reconstr Surg 1988;81:672-6.

148. Wang HL, Boyapati L. Princípios "PASS" para uma regeneração óssea previsível. Implant Dent 2006;15:8-17.

149. Benic GI, Hammerle HFH. Aumento do osso horizontal por meio de regeneração óssea guiada. *Periodontol 2000.* 2014;66:13-40.

150. Regeneração óssea guiada (ROG). Acedido em 30 de junho de 2023. Disponível em: https://members.perio.org/glossary/guided-bone-regeneration

151. Buser D, Sennerby L, De Bruyn H. Implantologia moderna baseada na osseointegração: 50 anos de progresso, tendências actuais e questões em aberto. *Periodontol 2000.* 2017;73:7-21.

152. Milinkovic I, Cordaro L. Existem indicações específicas para os diferentes procedimentos de aumento do osso alveolar para colocação de implantes? Uma revisão sistemática. *Int J Oral Maxillofac Surg.* 2014;43(5):606-625.

153. Agarwal G, Thomas R, Mehta D. Manutenção pós-extração do rebordo alveolar: fundamentação e revisão. *Compend Contin EducDent.* 2012;33:320-324.

154. Fiorellini JP, Nevins ML. Aumento/preservação localizada do rebordo: uma revisão sistemática. *Ann Periodontol.* 2003;8(1):321-327.

155. Esposito M, Grusovin MG, Felice P, Karatzopoulos G, Worthington HV, Coulthard P. The efficacy of horizontal and vertical bone augmentation procedures for dental implants -a Cochrane systematic review. *Eur J Oral Implantol.* 2009;2(3):167-184.

156. Lutz R, Neukam FW, Simion M, Schmitt CM. Resultados a longo prazo do aumento ósseo na estabilidade dos tecidos moles e duros: uma revisão sistemática. *Clin Oral Implants Res.* 2015;26(Suppl 11):103-122.

157. MacBeth N, Trullenque-Eriksson A, Donos N, Mardas N. Alterações nos tecidos duros e moles após a preservação do rebordo alveolar: uma revisão sistemática. *Clin Oral Implants Res.* 2017;28(8):982-1004.

158. Elnayef B, Porta C, Suárez-López Del Amo F, Mordini L, Gargallo-Albiol J, Hernandez-Alfaro F. O destino do aumento do rebordo lateral: uma revisão sistemática e meta-análise. *Int JOral Maxillofac Implants.* 2018;33(3):622-635.

159. Urban IA, Montero E, Monje A, Sanz-Sánchez I. Eficácia das intervenções de aumento do rebordo vertical: uma revisão sistemática e meta-análise. *J Clin Periodontol.* 2019;46:319-339.

160. Solakoglu O, Gotz W, Heydecke G, Schwarzenbach H. Comparação histológica e imunohistoquímica de dois materiais de enxerto ósseo alogénico diferentes para a reconstrução do rebordo alveolar: um ensaio prospetivo randomizado em humanos. *Clin Implant Dent Relat Res.* 2019;21:1002-1016.

161. Cook DC, Mealey BL. Comparação histológica da cicatrização após extração dentária com preservação do rebordo utilizando dois protocolos de xenoenxerto diferentes. *J Periodontol.* 2013;84(5):585-594.

162. Gallo P, Diaz-Baez D, Perdomo S, et al. Análise comparativa de dois biomateriais misturados com enxerto ósseo autógeno para aumento de crista vertical: um estudo histomorfométrico em humanos. *ClinImplant Dent Relat Res.* 2022;24:709-719.

163. Santos Canellas JV, Soares BN, Ritto FG, et al. Que materiais de enxerto produzem maior preservação do rebordo alveolar após a extração dentária? Uma revisão

sistemática e meta-análise em rede. *J Craniomaxillofac Surg.* 2021;49:1064-107.

164. Yang Z, Wu C, Shi H, et al. Avanços nas membranas de barreira para técnicas de regeneração óssea guiada. *Front Bioeng Biotechnol.* 2022;10:1-19.

165. Brkovic BM, Prasad HS, Rohrer MD, et al. Cones de fosfato beta-tricálcico/colagénio tipo I com ou sem uma membrana de barreira na cicatrização de alvéolos de extração humana: avaliação clínica, histológica, histomorfométrica e imunohistoquímica. *Clin Oral Investig.*2012;16(2):581-590.

166. Fontana F, Santoro F, Maiorana C, Iezzi G, Piattelli A, Simion M. Avaliação clínica e histológica da matriz óssea alogénica versus lascas de osso autógeno associadas a membrana de e-PTFE reforçada com titânio para aumento do rebordo vertical: um estudo piloto prospetivo. *Int J Oral Maxillofac Implants.* 2008;23(6):1003-1012.

167. Fu J-H, Wang H-L. A técnica de aumento ósseo Sandwich. *Clin Adv Periodontics.* 2012;2(3):172-177.

168. Zita Gomes R, Paraud Freixas A, Han CH, Bechara S, Tawil I. Reconstrução do rebordo alveolar com malhas de titânio e colocação simultânea de implantes: um estudo clínico retrospetivo e multicêntrico. *BiomedRes Int.* 2016;2016:5126838:1-
1 2.

169. Strietzel FP, Reichart PA, Graf HL. Aumento do rebordo alveolar lateral utilizando um material sintético de substituição óssea de hidroxiapatite nanocristalina (Ostim): resultados clínicos e histológicos preliminares. *Clin Oral Implants Res.* 2007;18(6):743-751.

170. Kim Y, Kim TK, Leem DH. Estudo clínico de uma técnica de avanço de retalho sem incisão vertical para regeneração óssea guiada. *Int J Oral Maxillofac Implants.* 2015;30(5):1113-1118.

171. Mardas N, Chadha V, Donos N. Preservação do rebordo alveolar com regeneração óssea guiada e um substituto ósseo sintético ou um xenoenxerto derivado de bovino: um ensaio clínico aleatório e controlado. *Clin Oral Implants Res.* 2010;21(7):688- 698.

172. Jensen AT, Jensen SS, Worsaae N. Complicações relacionadas com procedimentos de aumento ósseo de defeitos localizados no rebordo alveolar. Um estudo clínico

retrospetivo. *Oral Maxillofac Surg.* 2016;20(2):115-122.

173. Lim G, Lin GH, Monje A, Chan HL, Wang HL. Complicações na cicatrização de feridas após regeneração óssea guiada para aumento do rebordo: uma revisão sistemática e meta-análise. *Int J Oral Maxillofac Implants.* 2018;33(1):41-50.

174. Gallo P, Díaz-Báez D. Gestão de 80 complicações no aumento do rebordo vertical e horizontal com membrana não reabsorvível (d-PTFE): um estudo transversal. *Int J Oral Maxillofac Implants.*2019;34(4):927-935.

175. Sanz-Sánchez I, Sanz-Martín I, Ortiz-Vigón A, Molina A, Sanz M. Complicações em procedimentos de enxerto ósseo: classificação e tratamento. *Periodontol 2000.* 2022;88(1):86-102.

176. Tay JRH, Ng E, Lu XJ, Lai WMC. Complicações de cicatrização e seus efeitos prejudiciais no ganho ósseo na regeneração óssea guiada verticalmente: uma revisão sistemática e meta-análise. *Clin Implant Dent Relat Res.* 2022;24:43-71.

177. Cucchi A, Vignudelli E, Napolitano A, Marchetti C, Corinaldesi G. Avaliação das taxas de complicações e do ganho ósseo vertical após regeneração óssea guiada com membranas não reabsorvíveis versus malhas de titânio e membranas reabsorvíveis. Um ensaio clínico aleatório. *Clin Implant Dent Relat Res.* 2017;19:821-832.

178. Kofina V, Monfaredzadeh M, Rawal SY, Dentino AR, Singh M, Tatakis DN. Patient-reported outcomes following guided bone regeneration: correlation with clinical parameters (Resultados relatados pelo paciente após regeneração óssea guiada: correlação com parâmetros clínicos). *JDent.* 2023 Sep ;136:57-64.

179. Parashis AO, Kalaitzakis CJ, Tatakis DN, Tosios K. Preservação do rebordo alveolar utilizando matriz de colagénio xenogénico e aloenxerto ósseo. *Int J Dent.* 2014;2014:172854.(p1-10)

180. Stankovic D, Labudovic-Borovic M, Radosavljevic R, Marinkovic M, Isenovic ER. Utilização de matriz de colagénio acelular para o encerramento da ferida oral aberta na regeneração óssea. *JStomatol Oral Maxillofac Surg.* 2018;119(5):446-449.

181. Hong HR, Chen CY, Kim DM, Machtei EE. Procedimentos de preservação do rebordo revisitados: um ensaio aleatório controlado para avaliar as alterações dimensionais com

dois protocolos cirúrgicos diferentes. *JPeriodontol.* 2019;90(4):331-338.

182. Olugbeje H, Samama M. Fístula facial da pele como complicação pós-operatória de uma regeneração óssea guiada pela mandíbula. *Swiss Dent J.* 2021;131(4):349-352.

183. Chappuis V, Engel O, Shahim K, Reyes M, Katsaros C, Buser D. Alterações dos tecidos moles em locais de pós-extração estética: uma análise tridimensional. *J Dent Res.* 2015;94(9 Suppl):187S-193S.

184. Palacci P. Tratamento estético da maxila anterior: considerações sobre os tecidos moles e duros. *Oral Maxillofac Surg Clin N Am.* 2004;16:127-137.

185. Malpartida-Carrillo V, Tinedo-Lopez PL, Guerrero ME, Amaya-Pajares SP, Ozcan M, Rosing CK. Fenótipo periodontal: uma revisão das classificações históricas e actuais avaliando diferentes métodos e caraterísticas. *J Esthet Restor Dent.* 2021;33(3):432-445.

186. Bienz SP, Pirc M, Papageorgiou SN, Jung RE, Thoma DS. A influência de tecidos moles peri-implantares finos em comparação com tecidos moles peri-implantares espessos nos resultados estéticos: uma revisão sistemática e meta-análise. *Clin Oral Implants Res.* 2022;33:56-71.

187. Jepsen S, Caton JG, Albandar JM, et al. Manifestações periodontais de doenças sistémicas e condições de desenvolvimento e adquiridas: relatório de consenso do grupo de trabalho 3 do workshop mundial de 2017 sobre a classificação de doenças e condições periodontais e peri-implantares. *JPeriodontol.* 2018;89:S237-S248.

188. Hammerle CHF, Jung RE. Aumento ósseo por meio de membranas de barreira. *Periodontol 2000.* 2003;33:36-53.

189. Kim Y, Kim TK, Leem DH. Estudo clínico de uma técnica de avanço de retalho sem incisão vertical para regeneração óssea guiada *Int J Oral Maxillofac Implants.* 2015;30(5):1113-1118.

190. Rodrigues ÉD, Pereira GS, Vasconcelos BC, Ribeiro RC. Efeito da dexametasona preemptiva e do etoricoxib no pós-operatório de cirurgia de terceiros molares impactados - um ensaio clínico randomizado. *Med Oral Patol Oral Cir Bucal.* 2019;24(6):e746-e751.

191. Lima TC, Bagordakis E, Falci SGM, Dos Santos CRR, Pinheiro MLP. Efeito preemptivo da dexametasona e diclofenaco sódico associado à codeína na dor, edema e trismo após cirurgia de terceiros molares: ensaio clínico controlado, randomizado, triplo-cego, Split-mouth. *J Oral Maxillofac Surg*. 2018;76(1):60-66.

192. Urban IA, Monje A, Nevins M, Nevins ML, Lozada JL, Wang H-L. Gestão cirúrgica de defeitos significativos do rebordo vertical anterior do maxilar. *Int J Periodontics Restorative Dent*. 2016;36(3):329-337.

193. Chiapasco M, Casentini P. Procedimentos de aumento ósseo horizontal em implantologia: regeneração guiada por prótese. *Periodontol 2000*. 2018;77:213- 240.

194. Li Y, Zhang X-M, Qian S-J, Qiao S-C, Lai H-C, Shi J-Y. A influência da morfologia do defeito inicial do rebordo alveolar na alteração volumétrica do osso enxertado após regeneração óssea guiada na região anterior da maxila: um estudo retrospetivo exploratório. *Ann Transl Med*. 2020;8(23):1592.(p 1-11).

195. Elian N, Cho SC, Froum S, Smith RB, Tarnow DP. Uma técnica simplificada de classificação e reparação de alvéolos. *Pract Proced Aesthet Dent*. 2007;19:99-104.

196. Darby I, Chen ST, Buser D. Técnicas de preservação do rebordo para terapia com implantes. *Int J Oral Maxillofac Implants*. 2009;24:260-271.

197. Guillen GA, Araujo ALD, Macedo FGC, Groppo FC, Vargas PA, Noia CF. Avaliação da técnica do parafuso tent-pole para o reparo de defeitos na largura da maxila anterior: um estudo prospetivo, randomizado e de boca dividida. *Int J Oral Maxillofac Surg*. 2021;50:801-807.

198. Naung NY, Shehata E, Van Sickels JE. Membranas reabsorvíveis versus não reabsorvíveis: quando e porquê? *Dent Clin N Am*. 2019;63(3):419-431.

199. Wang H-L, Boyapati L. Princípios "PASS" para uma regeneração óssea previsível. *Implant Dent*. 2006;15(1):8-17.

200. Saghiri M-A, Asatourian A, Garcia-Godoy F, Sheibani N. O papel da angiogénese na implantologia dentária, parte II: o efeito do enxerto ósseo e dos materiais da membrana de barreira na angiogénese. *Med Oral Patol Oral Cir Bucal*. 2016;21(4):e526-e537.

201. García-González S, Galve-Huertas A, Aboul-Hosn Centenero S, Mareque-Bueno S,

Satorres-Nieto M, Hernández-Alfaro F. Volumetric changes in alveolar ridge preservation with a compromised buccal wall: a systematic review and meta-analysis. *Med Oral Patol Oral Cir Bucal.* 2020;25(5):e565- e575.

202. Tavelli L, Barootchi S, Rasperini G, Giannobile WV. Resultados clínicos e relatados pelos pacientes das estratégias de engenharia de tecidos para a reconstrução periodontal e periimplantar. *Periodontol 2000.* 2022;91:217-269.

203. von Arx T, Hardt N, Wallkamm B. A técnica TIME: um novo método para o aumento localizado do rebordo alveolar antes da colocação de implantes dentários. *Int J Oral Maxillofac Implants.* 1996;11(3):387-394.

204. Festa VM, Addabbo F, Laino L, Femiano F, Rullo R. Xenoenxerto derivado de porcelana combinado com uma membrana cortical macia versus extração isolada para o desenvolvimento do local do implante: um estudo clínico em humanos. *Clin Implant Dent Relat Res.* 2013;15(5):707-713.

205. Ali IK, Sansare K, Karjodkar FR, Salve P. Avaliação por tomografia computorizada de feixe cónico do forame infra-orbital acessório e determinação da posição do forame infra-orbital. *J Craniofac Surg.* 2018;29(2):e124-e126.

206. Urban IA, Monje A, Wang H-L, Lozada J, Gerber G, Baksa G. Pontos de referência anatómicos regionais da mandíbula e implicações clínicas para o aumento do rebordo. *Int JPeriodontics Restorative Dent.* 2017;37(3):347-353.

207. Greenstein G, Greenstein B, Cavallaro J, Elian N, Tarnow D. Avanço do retalho: técnicas práticas para obter um encerramento primário sem tensão. *J Periodontol.* 2009;80(1):4 -15.

208. Urban IA, Monje A, Lozada J, Wang HL. Princípios para o aumento do rebordo vertical na mandíbula posterior atrófica: uma revisão técnica. *Int J Periodontics Restorative Dent.* 2017;37(5):639-645.

209. Aboelela SAA, Atef M, Shawky M, Fattouh H. Aumento do rebordo utilizando matriz de enxerto ósseo enriquecida com factores de crescimento concentrados autólogos versus regeneração óssea guiada utilizando membrana de colagénio nativo em maxila com deficiência horizontal: um ensaio clínico aleatório. *Clin Implant Dent Relat Res.* 2022;24(5):569-579.

210. Urban IA, Sommer C, Wang I-C, Wang H-L. Classificação do periósteo e técnicas de avanço de retalho ao redor do forame mental. *Int J Periodontics Restorative Dent.* 2022;42:753-759.

211. MacBeth N, Donos N, Mardas N. Preservação do rebordo alveolar com regeneração óssea guiada ou técnica de selamento do alvéolo. Um ensaio clínico controlado, aleatório e simples-cego. *Clin Oral Implants Res.*2022;33(7):681-699.

212. Leblebicioglu B, Tatakis DN. Complicações após procedimentos de aumento do rebordo alveolar. Periodontol 2000. 2023 Out;93(1):221-235.

213. Zitzmann NU, Scharer P, Marinello CP. Factores que influenciam o sucesso da ROG. Tabagismo, momento da colocação do implante, localização do implante, qualidade óssea e restauração provisória. *J Clin Periodontol.* 1999;26(10):673-682.

214. Leblebicioglu B, Hegde R, Yildiz VO, Tatakis DN. Efeitos imediatos da extração dentária na integridade e dimensões do rebordo. *Clin Oral Investig.* 2015;19(8):1777-1784.

215. Tonetti MS, Jung RE, Avila-Ortiz G, et al. Gestão do alvéolo de extração e calendarização da colocação de implantes: relatório de consenso e recomendações clínicas do grupo 3 do XV workshop europeu de periodontologia. *J Clin Periodontol.* 2019;46:183-194.

216. Gerken U, Esser F, Mohlhenrich SC, et al. Avaliação objetiva computorizada da reabsorção do rebordo residual na maxila humana e pneumatização do seio maxilar. *Clin OralInvestig.* 2020;24(9):3223-3235.

217. Cho-Lee G-Y, Naval-Gias L, Catrejon-Castrejon S, et al. Um estudo analítico retrospetivo de 12 anos da taxa de sobrevivência do implante em 177 procedimentos consecutivos de aumento do seio maxilar. *Int J Oral Maxillofac Implants.* 2010;25(5):1019-1027.

218. Dias MA, Romito G, Villar CC, et al. Prevalência de alterações alveolares horizontais em pacientes edêntulos: um estudo tomográfico retrospetivo. *Braz Oral Res.* 2020;34:1-7.

219. Shemtov-Yona K. Avaliação quantitativa da classificação da qualidade dos ossos

maxilares: um estudo de meta-análise. *PLoS One*. 2021;16(6):1-19.

220. Giragosyan K, Chenchev I, Ivanova V, Zlatev S. Immunological response to nonresorbable barrier membranes used for guided bone regeneration and formation of pseudo periosteum: a narrative review. *Folia Med (Plovdiv)*. 2022;64(1):13-20.

221. Sbricoli L, Guazzo R, Annunziata M, Gobbato L, Bressan E, Nastri L. Seleção de membranas de colagénio para regeneração óssea: uma revisão da literatura. *Dent Mater*. 2020;13:786 (p1-16)

222. Livada R, Hottel TL, Shiloah J. Próteses provisórias durante o aumento do rebordo e a dentisteria de implantes. *J Tenn Dent Assoc*. 2013;93(2):13-16.

223. Cho SC, Shetty S, Froum S, Elian N, Tarnow D. Opções provisórias fixas e amovíveis para pacientes submetidos a tratamento com implantes. *Compend Contin Educ Dent*. 2007;28(11):604-608.

224. Zubillaga G, Von Hagen S, Simon BI, Deasy MJ. Alterações na altura e largura do osso alveolar após o aumento do rebordo pós-extração utilizando uma membrana bioabsorvível fixa e um enxerto osteoindutor de osso liofilizado desmineralizado. *JPeriodontol*. 2003;74(7):965-975.

225. Simon I, Von Hagen S, Deasy MJ, Faldu M, Resnansky D. Alterações na altura e largura do osso alveolar após o aumento do rebordo com enxerto ósseo e membranas. *JPeriodontol*. 2000;71(11):1774-1791.

226. Leblebicioglu B, Salas M, Ort Y, et al. Os determinantes da preservação do rebordo alveolar diferem consoante a localização anatómica. *J Clin Periodontol*. 2013;40(4):387- 395.

227. Sanz M, Dahlin C, Apatzidou D, et al. Biomateriais e tecnologias regenerativas utilizados na regeneração óssea na região craniomaxilofacial: relatório de consenso do grupo 2 do 15º workshop europeu de periodontologia sobre regeneração óssea. *J Clin Periodontol*. 2019;46(Suppl 21):82-91.

228. De Bruyckere TD, Cabeza RG, Eghbali A, Younes F, Cleymaet R, Cosyn J. Um estudo controlado randomizado comparando a regeneração óssea guiada com enxerto de tecido conjuntivo para restabelecer a convexidade bucal em locais de implante: uma

análise volumétrica de 1 ano. *Clin Implant Dent Relat Res.* 2020;22(4):468-476.

229. Mancini L, Romandini M, Fratini A, Americo LM, Panda S, Marchetti E. Biomaterials for periodontal and peri-implant regeneration. *Materials (Basileia).* 2021;14(12):3319 (p1-15).

230. Nasr H, Aichelmann-Reidy ME, Yukna RA. Osso e substitutos ósseos. *Periodontol 2000.* 1999;19:74-86.

231. Zampara E, Alshammari M, De Bortolo J, et al. Avaliação histológica e histomorfométrica de um aloenxerto, xenoenxerto e enxerto de aloplastos para a preservação do rebordo alveolar: ensaio clínico aleatório. *J Oral Implantol.* 2022;48:541-549.

232. Solakoglu Õ, Gotz W, von Baehr V, Heydecke G, Pantel K, Schwarzenbach H. Caracterização da sensibilização de células T imunologicamente detectáveis, deteção imunohistoquímica de citocinas pró-inflamatórias e parâmetros clínicos de pacientes após procedimentos de enxerto ósseo intra-oral alogénico: um ensaio clínico prospetivo controlado e aleatório em humanos. BMC Oral Health. 2022 Dec;22(1):1-5.

233. Pogrel MA. Lesão nervosa de aloenxertos ósseos e xenoenxertos - uma série de casos. *J Oral Maxillofac Surg.* 2017;75(7):1351.e1-e7.

234. Rakhmatia YD, Ayukawa Y, Furuhashi A, Koyano K. Membranas de barreira actuais: malha de titânio e outras membranas para regeneração óssea guiada em aplicações dentárias. *JProsthodontRes.* 2013;57(1):3-14.

235. Tay JRH, Lu XJ, Lai WMC, Fu JH. Sequelas clínicas e histológicas de complicações cirúrgicas na regeneração óssea guiada horizontalmente: uma revisão sistemática e proposta de gestão. *Int JImplant Dent.* 2020;6(1):1-20.

236. Atlas de cirurgia periodontal cosmética e reconstrutiva 3ª edição cohen [Internet]. Edição. [Citado em 11 de maio de 2021]. Disponível em: https://issuu.com/dental.id/docs/atlas_of_cosme tic_and_reconstructive

237. Lekovic V, Kenney EB, Weinlaender M, et al. Uma abordagem regenerativa óssea para a manutenção do rebordo alveolar após extração dentária. Relato de 10 casos. *J Periodontol.* 1997;68(6):563-570.

238. de Carvalho Formiga M, Dayube URC, Chiapetti CK, de Rossi Figueiredo D, Shibli JA. Preservação de alvéolos utilizando uma barreira de PTFE (denso) com ou sem material de xenoenxerto: um ensaio clínico randomizado. *Materials.* 2019;12(18):2902.

239. Faria-Almeida R, Astramskaite-Januseviciene I, Puisys A, Correia F. Preservação da cavidade de extração com ou sem membranas, influência dos tecidos moles na preservação do rebordo alveolar pós-extração: uma revisão sistemática. *J Oral Maxillofac Res.* 2019;10(3):e5. Disponível em: https://www.ncbi.nlm.nih.gov/pmc/artic les/PMC67 88420/.

240. Avila-Ortiz G, Chambrone L, Vignoletti F. Efeito das intervenções de preservação do rebordo alveolar após extração dentária: uma revisão sistemática e meta-análise. *J Clin Periodontol.* 2019;46:195-223.

241. Thakkar DJ, Deshpande NC, Dave DH, Narayankar SD. Uma avaliação comparativa da preservação do alvéolo de extração com aloenxerto ósseo desmineralizado liofilizado isolado e juntamente com fibrina rica em plaquetas: um estudo clínico e radiográfico. *Contemp Clin Dent.* 2016;7(3):371-376.

242. Dimova C. Procedimento de preservação do alvéolo após extração dentária. *Key Eng Mater.* 2013;587:325-330.

243. Darby I, Chen S, Poi RD. Preservação da crista: o que é e quando deve ser considerada. *Aust Dent J.* 2008;53(1):11-21.

244. MacBeth N, Trullenque-Eriksson A, Donos N, Mardas N. Alterações nos tecidos duros e moles após a preservação do rebordo alveolar: uma revisão sistemática. *Clin Oral Implants Res.* 2017;28(8):982-1004.

245. Levin BP. Aumento de rebordo simultâneo com implante imediato colocação: a técnica de tunelização subperiosteal [Internet]. [Citado em 16 de junho de 2021]. Disponível em: https ://www. aegis dentalnetw ork.com/cced/2018/05/ augmentação-das-ruas-simultaneamente-com-colocação-imediata-de-implantes-a técnica de tunelização subperiostal

246. Barootchi S, Tavelli L, Majzoub J, Stefanini M, Wang HL, Avila-Ortiz G. Preservação do rebordo alveolar: complicações e relação custo-eficácia. *Periodontol 2000.* 2023

Jun ;92(1):235-62.

247. Araújo MG, Hürzeler MB, Dias DR, Matarazzo F. Mínima invasividade na preservação do rebordo alveolar, com ou sem colocação concomitante de implantes. *Periodontol 2000.* 2023;91(1):65-88. doi:10.1111/prd.12441

248. Hammerle CHF, Chen ST, Wilson TG. Declarações de consenso e procedimentos clínicos recomendados relativamente à colocação de implantes em alvéolos de extração. *Int JOral Maxillofac Implants.* 2004;19:26-28.

249. Tonetti MS, Jung RE, Avila-Ortiz G, et al. Gestão do alvéolo de extração e calendarização da colocação de implantes: relatório de consenso e recomendações clínicas do grupo 3 do XV workshop europeu de periodontologia. *J Clin Periodontol.* 2019;46(S21):183-194.

250. Ebenezer V, Balakrishnan K, Asir RVD, Sragunar B. Colocação imediata de implantes endósseos nas cavidades de extração. *J Pharm Bioallied Sci.* 2015;7(Suppl 1):S234-S237.

251. Canellas JVDS, Ritto FG, Figueredo CMDS, et al. Avaliação histomorfométrica de diferentes materiais de enxerto utilizados para a preservação do rebordo alveolar: uma revisão sistemática e meta-análise em rede. *Int J Oral Maxillofac Surg.* 2020 Jun;49(6):797-810.

252. Soldatos NK, Stylianou P, Koidou VP, Angelov N, Yukna R, Romanos GE. Limitações e opções usando membranas reabsorvíveis versus não reabsorvíveis para uma regeneração óssea guiada bem-sucedida. *Quintessence Int.* 2017;48(2):131-147.

253. Buser D, Bragger U, Lang NP, Nyman S. Regeneração e aumento do osso do maxilar utilizando a regeneração de tecidos guiada. *Clin Oral Implants Res.* 1990;1(1):22-32.

254. Elgali I, Omar O, Dahlin C, Thomsen P. Regeneração óssea guiada: materiais e mecanismos biológicos revisitados. *Eur J Oral Sci.* 2017;125(5):315-337.

255. Araujo MG, Hurzeler MB, Dias DR, Matarazzo F. Mínima invasividade na preservação do rebordo alveolar, com ou sem colocação concomitante de implantes. *Periodontol 2000.* 2022;91:65-88.

256. Jepsen S, Schwarz F, Cordaro L, et al. Regeneração de defeitos do rebordo alveolar. Relatório de consenso do grupo 4 do 15th workshop europeu de periodontologia sobre regeneração óssea. *J Clin Periodontol.* 2019;46(Suppl 21):277-286.

257. Rocchietta I, Fontana F, Simion M. Resultados clínicos do aumento ósseo vertical para permitir a colocação de implantes dentários: uma revisão sistemática. *J Clin Periodontol.* 2008;35(s8):203-215.

258. Oryan A, Alidadi S, Moshiri A, Maffulli N. Medicina regenerativa óssea: opções clássicas, novas estratégias e direcções futuras. *J Orthop Surg.* 2014;9(1):1-27.

259. Larsson L, Decker AM, Nibali L, Pilipchuk SP, Berglundh T, Giannobile WV. Medicina regenerativa para doenças periodontais e peri-implantares. *J Dent Res.* 2016;95(3):255-266.

260. Deeb G, Tran D, Carrico C, Block E, Laskin D, Golob DJ. Qual é a eficácia da técnica de pólo de parafuso de tenda em comparação com outras formas de aumento de crista horizontal? *J Oral Maxillofac Surg.* 2017;1:75-2098.

261. Khairnar MS, Khairnar D, Bakshi K. Divisão do rebordo modificada e osteotomia de expansão óssea para colocação de implantes dentários na zona estética. *Contemp Clin Dent.* 2014;5(1):110-114.

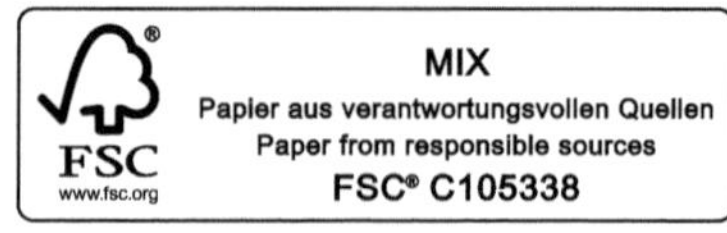

Printed by Books on Demand GmbH, Norderstedt / Germany